石川智基

男性不妊症

GS 幻冬舎新書
211

はじめに

「精子が1匹もいないって……。ということは、私たちは絶対に子供を持てないのですか？ あきらめるしかないのですか？」

私が男性不妊治療に携わるようになって10年、世界中でたくさんの男性不妊に悩む患者さんを診察してきました。無事子供ができ、感謝の手紙をいただくこともあれば、治療が思い描いていたより困難で、痛い思いだけをさせられた、と私を怨んでいる方もおられるかもしれません。

一般に生殖医療は身体的、精神的な負担だけでなく、金銭的な負担も多く伴います。また得られる結果は子供ができるかできないかのみというわかりやすいもので、上手くいった際には非常に喜ばれますが、駄目だった際は「今まで何をしてきたのだろう？」とむなしい思いにとらわれます。

私自身は、精巣でどんなことが行われて、どんなふうに精子が造られているのだろうという純粋な学問的な興味と、日常の診療の中で医師としてできることの限界を感じ、患者さんの強い思いに少しでも応えたい、役に立ちたいと、アメリカ、日本、オーストラリアと世界で最も生殖医療の盛んな国々で数多くの基礎研究、臨床研究、そして臨床に従事してきました。気がつけば、医師になってからの時間の半分近くを海外での仕事に費やしてきたことになります。

この10年間に、生殖医療は目覚ましいスピードで進歩してきました。一昔前にはあきらめるしかなかった病態でも、治療が可能となるケースが着実に増えています。

子供ができない、イコール不妊といえば、女性側に原因があるという誤解が一般的にあります。不妊関係の著書は多くありますが、そのほとんどは女性側の不妊に対するものです。実際は原因の約半分が男性側にあるのにもかかわらず、男性側因子を度外視して治療されているケースが世界中で後を絶ちません。

男性の生殖能力に関しては、性が関与するためかタブーとなっていることが多いのかもしれません。しかしながら、男性が生殖や精子について理解を深めることは自分のルーツを知ることにもつながります。

本書では男性不妊専門医の立場から、男性不妊をとりまく日本の現状、また日本で診療しているだけでは知りえなかったこと、世界の常識と日本における常識の相違、最先端の生殖医療に関して、できる限り多くの情報を盛り込みました。また精子が造られて受精するまで、そして最先端の男性不妊治療で可能なこと、不可能なこと、患者さんに知っていただきたい問題点、医師に対して聞きづらいであろうことなど、外来の限られた時間ではお話しし尽くせない部分もまとめています。少しでも参考になれば幸いです。

医療、とくに生殖医療の世界は日進月歩です。これらの情報は常に更新されるべきものであることを承知のうえ、執筆いたします。

男性不妊症／目次

第一章 妊娠は奇跡である

はじめに　3

妊娠は当たり前ではない　14

2年間妊娠しなければ不妊症　17

夫婦の8組に1組が不妊　18

原因は女性だけではない　19

原因の半分は男性側にある　22

自然妊娠と補助生殖医療　24

「自分は大丈夫」は根拠のない自信　28

第二章 精子の働きと不妊の原因

男性ホルモンの上昇とともに精子は造られる　36

74日間かけて精祖細胞が精子になる　38

精子は脳から生まれる産物　40

第三章　男性不妊症治療の最前線

精子は40㎝の精管を通って精液と合流する … 42
精子の頭部には遺伝情報が入っている … 45
妊娠を左右する精液の中身 … 48
禁欲期間が長すぎると精子の運動率は低下する … 50
妊娠しやすい精子濃度は4000万／㎖以上 … 52
男性不妊症に対する問診 … 54
膝上でのノートパソコン使用は精子に良くない … 61
男性ホルモンは「顔」に表れる … 62
精索静脈瘤のある男性の精子形成不全メカニズム … 65
ホルモン異常からわかる男性不妊 … 69
染色体異常による男性不妊 … 72

男性不妊治療の歴史 … 78
乏精子症の治療はまず漢方から … 79
男性不妊患者の3割に存在する精索静脈瘤 … 83

精液が逆流する逆行性射精の治療 86
射精ができない脊髄損傷の治療 87
勃起不全(ED)は内服薬で劇的に変わる 88
膣内での射精障害が増加中 89
体外受精、顕微授精の落とし穴 90
精子の形状で妊娠できるかがわかる 93
無精子症でも精子はいる 94
精路再建手術は3〜5時間 98
精巣を切開する精子回収術 102
非閉塞性無精子症のタイプ 107
太く、蛇行し、白濁している精細管に精子がいる 110
顕微鏡下手術の効果と問題点 112
手術前に精子の有無を予測できるか 114
精細管からの精子採取の実際 115
精子形成における遺伝子研究 121
精子以前の細胞での顕微授精は成功率が低い 123
不妊治療にまつわる日本の法整備の遅れ 125
小児期の停留精巣が男性不妊につながる 128

第四章 不妊治療の未来と限界 137

精巣がんによる男性不妊 129
放射線の与える精子形成への影響 131
高度生殖医療でできた子供 132
最後に残る非配偶者間の人工授精という選択肢 134

男性不妊専門医は少ない 138
病院選びのポイントは「公開」「マンパワー」「連携」 141
生殖医療は地域格差が顕著 146
日本の婦人科医は男性不妊への意識が低い 149
日本の医師は「あきらめが悪い」 152
不妊検査は夫婦そろって 154
子供を持つための早道 157
情報に惑わされてはダメ! 158
精子にとっての良い環境 160
治療の限界 160

治療によって子供のできる確率 163
非閉塞性無精子症の場合の子供のできる確率 165
ドナーエッグ（提供卵子）という選択肢 167
「子供を持たない」という選択肢 168
不妊治療を止める時 170
不妊治療は保険適応よりも助成金を 172

おわりに 175

イラスト　中村　隆
図版作成　ホリウチミホ

第一章 妊娠は奇跡である

妊娠は当たり前ではない

「結婚して5年になりますが、どうして妊娠しないのでしょうか？」

現在35歳のAさんはとても不安そうな面持ちで、来院されました。30歳で結婚をして以来、夫と「まだ子供はいいよね」というスタンスで、余暇を二人で楽しむという生活をしてこられました。しかし、気付けば35歳。「そろそろ子供を作ってみようか」と二人は考え始め、計画的に排卵日に合わせて夫婦生活を持ってみたものの、なかなか妊娠せず、思い描いていた青写真とは違う！と来院されたのです。

普通に夫婦生活を持っていれば、すぐに妊娠するという思い込みが実は間違いなのです。

一般的に、女性の膣内に射精された精子は子宮に入り、卵管を上り、15cmもの距離を泳ぎます。精子はその途中、栄養を全く補給することなく、とてつもなく長い旅をするのです。力尽きる精子も多く、卵にたどり着けるのはほんの数千匹です。そして受精できるのはたったの1匹。しかも受精しても着床できるかどうかはわからない。この奇跡ともいえる精子と卵子の出会いを、果たして妊娠して当たり前などといえるのでしょうか。

女性の卵子は、排卵されてから最長24時間しか受精できません。また、射精された精子が子宮内で生きられるのは最長72時間といわれています。精子の活動量（元気さ）や卵子の新鮮さなどを考えると、妊娠可能な時間は実際にはさらに短くなります。したがって、大まかにいうと1ヵ月のうちで妊娠可能な日数は、排卵日の前後を含めた3日程度と考えられるのです。男性、女性のどちらにも問題がなかったとしても、人間同士のことですから、男性の1回の射出精子数もその時々で違いますし、女性側も無排卵の時もあるでしょう。数え上げればきりのないような数々の難関をくぐりぬけて、1匹の精子と一つの卵子が出会い、受精に至るわけです。妊娠することは「当たり前」とは到底言えない出来事なのです。

女性は母親の胎内に胎児として存在している時からすでに卵子が形成されています。つまり、女性は造られた卵子を持ってこの世に生まれてくるわけです。年月を経るごとにその数は減り、30歳より35歳、35歳より40歳と年を重ねるほど、卵子の質は悪くなります。もちろん、質の良い卵の方が妊娠しやすいといえます。

昨今、結婚年齢が上がり、それに伴って子供を作り始める年齢も上がっています。Aさんのように、意図的に作っていなかったものの、いざ子作りに励みだしても思うように妊

娠しないという35歳前後の女性は非常に多いものです。子供ができること自体が「普通ではない」わけですから、そこに年齢の問題、また何らかの病的な因子がかかわってくると、ますます妊娠しにくくなってしまいます。

世間一般には、「結婚してしばらくしたら妊娠するのが当たり前」といった全く誤った認識がまだまだありますから、「子供ができない」ことを本人が過剰に後ろめたく思う傾向があります。特に、出産するのは女性だということから、いろいろな検査をした結果、女性に全く不妊の要因がなかったとしても、子供がいないことで嫌な思い、辛い思いをされている方がたくさんいらっしゃいます。

また、「なかなか妊娠しない」という事実を認識しながらも、「子供ができにくい」ことを人に知られたくない、また不妊クリニックの敷居を高いと感じ、ずるずると月日が経ち、「もう少し早く来院してくれれば、いい結果につながったかもしれないのに……」と絶望感を抱かせるケースも少なくありません。

少しショッキングかもしれませんが、不妊はれっきとした「病気」です。「病気」という言葉に抵抗を感じられる方も少なくないでしょう。もちろん生死にかかわる病気ではありませんが、個々人のQOL（Quality of Life ＝人生の質）を考えるうえで

は、憂慮されうるべき疾患だといえるでしょう。しかし、病気だからこそ、日々研究がなされており、また治療により子供を持てる可能性もあるわけです。

2年間妊娠しなければ不妊症

医学的な定義では、結婚後2年間、特別に避妊を行っていないにもかかわらず妊娠に至らない場合、不妊症と診断されます。

なぜ2年間なのでしょうか。1回の排卵につき、出産を期待できる割合は、男女とも全く問題がない状態で、約10〜25％と考えられています。排卵は、問題がなければ1ヵ月に1回起こるので、排卵日に合わせて受精が成立したとすれば、約4〜10ヵ月で妊娠できる計算となります。

しかし、毎月排卵日に合わせて受精が成立するわけではありません。最近では排卵検査薬などが薬局で簡単に手に入るため、子供を欲する思いが強い夫婦は「狙い撃ち」をするのですが、さまざまな事情から排卵日に合わせて受精が成立するとは限らないのです。

仮に2ヵ月に1回タイミングよく受精が成立したとすれば、約8〜20ヵ月で妊娠できる計算になります。実際、結婚してから特別な避妊をしなければ、2年以内に約85〜90％の

夫婦に妊娠の成立が見られません。そこで、2年間妊娠に至らない場合を、医学的に不妊症と定義するのです。

しかしながら、日本の医療保険は不妊を「病気」であるとは認めておらず、不妊治療を受ける夫婦の自己負担金は非常に高いものとなっています。これも不妊に悩む夫婦の現実的な問題の一つでしょう。

一方、オーストラリアなどでは、自己負担は極力抑えられ、国のバックアップがあることから、一般的にも広く「不妊症は病気である」という認識があります。そのため当事者にとっても後ろめたさや何か隠さねばならないような気後れを感じることなく、治療することができているのです。

夫婦の8組に1組が不妊

統計上はおよそ8〜10組に1組の夫婦が不妊症だと考えられています。非常に多くの夫婦が不妊の悩みを抱えているのです。結婚の高年齢化により、今後さらにその割合は増えていくでしょう。

こんなにありふれた病気であるにもかかわらず、世間での認識は相当遅れています。

「あのご夫婦、なかなか子供ができないわね」などと噂されるのに居合わせた経験をお持ちの方は少なくないでしょう。統計的には、日本人の片頭痛持ちの割合と同程度で、「あの人、片頭痛持ちで苦しんでいるらしいわよ」なんて噂されることはないですよね。8組に1組という割合は十分に高い数字ですが、「不妊症で苦しんでいる人がいる」という認識が一般的には不十分なので、それがまた不妊症カップルを悩ませる原因にもなっています。

最近になって野田聖子議員やジャガー横田さん、太田光代さん、KONISHIKIさんらが自身の不妊治療についてオープンに語られています。自身のこのような事実を公にするには大変な葛藤があったことでしょう。しかしながら不妊治療が、一般の疾患と同様にオープンになり、さまざまな議論ができるようになれば、さらに世間の理解は進むはずです。

原因は女性だけではない

不妊症に悩むカップル、特に女性を悩ませるのが周囲の視線でしょう。「結婚すれば子供ができるのが当然」と思う両親や義父母からのプレッシャーを感じる方が少なくないと思います。当の本人たちには全くその気がなくても、ことあるごとに「子供はまだ?」な

どと聞かれます。不妊治療をしていることを何度も話しているにもかかわらず、無神経に「近所の〇〇さんのところ、もう2人目できたのよー」と言われることもあるかもしれません。

不妊治療中で、原因が男性側にあることがわかっている場合には、これまた厄介です。実の両親にさえ言えないという状況もあるでしょう。夫へ配慮をしすぎるあまり、女性が自分ですべて抱え込んでしまい、爆発してしまうこともあります。ましてや、義父母にプレッシャーをかけられようものなら、「私がなぜ責められなければいけないの！　原因はあなたたちの息子でしょう！」とも言えず、夫も協力的でないとなると、女性のストレスはとても大きいものになります。プライベートな問題なだけに、なかなか友達や同僚などに打ち明けられない場合が多いのも、ストレスをより強く感じる要因です。これらのストレスは、女性にとって決して良いものではなく、ホルモンバランスが崩れて余計に妊娠しにくい状況を生み出している場合もあるのです。

この原因を取り除くのはなかなか容易ではありません。年配層になればなるほど、「子供は女性が産むのだから、子供ができないということは女性に原因があるのだ」と思っている人が大部分です。そして、間違った一般常識のもとで、男性は余計なプライドを持って

続け、女性は苦しみ続けています。

こういった状況を打破するには、私たち生殖医療に従事する者の啓発活動が不可欠だろうと日々感じています。「不妊症は病気である、そして正しい検査と治療によって子供を持てる可能性が見出せるのだ」ということを一般的に広く知ってもらう活動をしていかねばなりません。

私が本書を記した最大の理由はそこにあります。

妊娠・出産は女性の仕事と思っている男性も多いことでしょう。しかし、少なくともその半分は男性の責任です。たとえば、ある男性が会社の健康診断で何か異常が見つかったとします。彼はどうするでしょうか？　おそらく再度検査を受けにどこかの病院を訪れるでしょう。不妊症の場合には不妊クリニックを訪れるということろに抵抗を感じる人が多いのでしょうが、同じ病気の一つなのです。

先にも述べましたが、不妊症は隠されるべき、また卑下されるべき病気では全くありません。自分の体を把握するという意味、また、パートナーがいる場合には自分だけの好きにできる体ではないという責任においても、検査を受け、自分自身を知るべきです。

男性の積極的な参加は、妻が周囲から受けるプレッシャーの最大の防波堤になりうるのです。

原因の半分は男性側にある

WHO（世界保健機関）の調査によると、不妊症の原因は41％が女性のみ、24％が男性のみ、11％が原因不明です。つまり男性に不妊症の原因が見つかるカップルが約48％となりますので、不妊症の検査は夫婦ともに受けることが望ましいと考えられます。

しかしながら、大半はまず妻が婦人科を受診し、さんざん女性側の検査が進められ、女性側に何も異常が見つからない際に、はじめて夫の精液検査を行い、異常が認められると男性不妊症と診断されます。一般に男性は不妊治療に対して非常に消極的です。全く痛くない精液検査ひとつとっても、妻が説得に説得を重ねて、ようやく採取していただいているのが現状です。それも、自宅で容器に採取したものを、奥さまが一人でクリニックに持って来られるケースがほとんどです。クリニックによっては夫の診察を勧めることさえしないところも多いのではないでしょうか（ほとんどの婦人科の医師は男性不妊に詳しくないのが現状です）。

他院の泌尿器科を勧められたとしても、かつては「泌尿器科」という、性病を連想させる名前に気後れして、受診する割合は極めて低いものでした。こういった態度を許してきた背景が日本にはあり、いきなり変化を求めても上手くはいきませんが、やさしく妻思い

の男性が増えてきたのか、男性不妊外来を受診される方が少しずつですが増えています。まだほとんどが婦人科医師からの紹介で、妻側に不妊となる原因がないから……と仕方なしにご主人が来られるケースですが、治療が功を奏するケースも増えています。

男性側の原因は多岐にわたります。脳から副腎、精巣、精巣上体、精管、精嚢（せいのう）、前立腺、陰茎（ペニス）、尿道まで、皆さんには耳慣れない臓器もあるかもしれませんが、これらの中にさまざまな原因が考えられます。

各論については後述しますが、たとえば精巣において精子が造られるためには、脳の下垂体というところから出るホルモンが重要な役割を果たしており、このホルモンを出せないと、精子は造られません。また前立腺に炎症があると精液中に白血球が大量に出てきて、膿精液症（のうせいえきしょう）という病態となり、男性不妊の原因となりえます。陰茎が十分な硬さにならない勃起不全（ED）もれっきとした男性不妊の原因です。さらに射出された精液内に精子が1匹も存在しない「無精子症」や数が少ない「乏（ぼう）精子症」、運動精子数が少ない「精子無力症」などなど、非常に多くの原因があります。

自然妊娠と補助生殖医療

自然妊娠が成立するためにはまず、卵巣から飛び出した卵子が卵管の先端から吸い込まれます。卵管の中に取り込まれた卵子は、子宮に向かって運搬され、やがて卵管膨大部に達します。一方膣の中にタイミングよく射精された精子は、その一部が子宮を泳ぎ上がって、やはり卵管膨大部に達します。このように卵管膨大部で卵子と精子が出会い結合します。できた受精卵は、卵管の中を子宮に向かって運搬されつつ、分裂、増殖していきます。やがて受精卵は子宮内腔に入り、子宮内膜に接着した後、その中に潜り込むのです。これを着床といいます。このように、自然妊娠が成立するためには、これらの一連の現象がどこおりなく進行する必要があります。

自然妊娠の成立において、精子は膣の中に射精されます。射精された精子にとって、受精の場である卵管膨大部へたどり着くことは容易ではありません。精子濃度が低い場合や、運動率が低下している場合はなおさらです。卵管膨大部で、小さい卵子と精子が出会う可能性が高くなるためには、なるべくたくさんの精子が卵管に届くようにする方法が、人工授精です。人工という名前が少しでも多くの精子が卵管に届くようにする方法が、人工授精です。人工という名前がついていますので、敬遠される方もおられますが、妊娠そのものの成立は自然に近く、簡

女性生殖器の構造

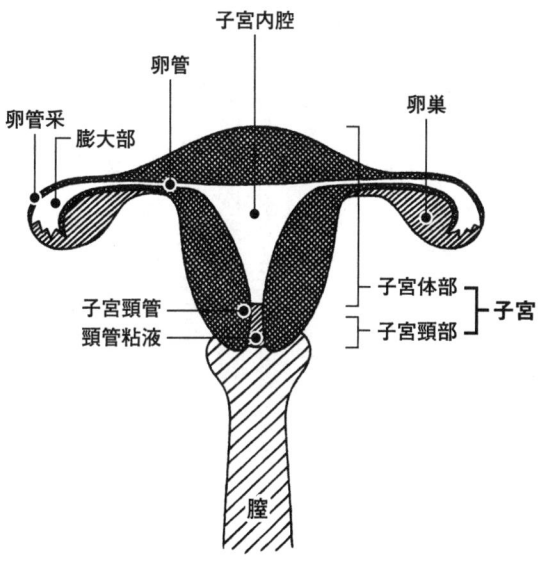

単でほぼ苦痛のない治療です。精子の状態に問題がある場合に、まずお勧めしますが、精子の状態に問題がなくとも、なかなか妊娠しない場合に試みます。具体的には、マスターベーションにより専用容器に採取した精液を培養液と混和し、遠心分離して精漿(せいしょう)を除去し、精子を濃縮した後、子宮腔内に注入する方法です。

人工授精では妊娠できない場合にステップアップする方法が補助生殖医療（ART：Assisted Reproductive Technology）です。体外受精と顕微授精があります。ロバート・エドワーズ博士は、補助生殖医療の体外受精技術を開発し、1978年イギリスで両方の卵管が閉塞し、従来の不妊治療では妊娠不可能と考えられた女性に対し、体外受精・胚(はい)移植法を用い、世界で初めて女児を誕生させました。この業績に対し、2010年ノーベル医学生理学賞が贈られたのは記憶に新しいところです。この技術の普及により、世界中で400万人もの赤ちゃんが誕生しています。国内でも年間約2万人以上が生まれ、累計で約20万人にのぼるとみられています。

体外受精は、まず女性側の排卵誘発から始まります。1回の治療当たりの妊娠率を高めるためには、良い卵子を複数個育てることが大切で、排卵誘発剤を使ってなるべく良質の卵を育てます。さまざまな排卵誘発方法の中から、個々の患者さんに最も適した方法を選

択します。続いて、卵巣から卵子をいったん体外に取り出します。超音波を見ながら経腟的に卵胞を穿刺・吸引して卵子を取り出すのです。採卵した卵子はすぐに培養液の入った容器に移されます。同時に男性には精液を採取していただき、精液は培養液にて遠心分離、洗浄を行い、運動良好精子を選択回収します。こうして集めた精子は、卵子を入れたシャーレの中におよそ10万〜20万/mlの濃度になるよう調整して加えます。

精子の状態が弱く、受精能力が低いと考えられる場合には顕微授精（ICSI：Intracytoplasmic Sperm Injection）を行います。これは、顕微鏡で見ながら、極細のガラス針に精子を1個だけ吸い込み、この針を卵子に穿刺し、精子を卵子の細胞質の中に注入する方法です。精子の数が極めて少ない方でも精子が1匹でも見つかれば、この顕微授精により妊娠のチャンスがある時代となりました。

受精した卵を培養器の中で培養させ、採卵後2日目から3日目に4細胞から8細胞になった胚（初期胚）や、さらに2〜3日培養を続け、胚盤胞となったところで、移植カテーテルを用いて子宮内に移植を行います。

補助生殖医療の発展により、不妊治療は大きな進歩を遂げました。特に男性不妊治療に

おいて、顕微授精の普及は大きな福音となっています。たとえば、射出精液中に精子が1匹もいない「無精子症」や精液中の精子濃度が500万/ml以下の「高度乏精子症」の方は、15年前であれば治療法はなく、赤ちゃんをあきらめるしかなかったのですが、現時点で、無精子症の患者さんでも60％程度の症例において、精巣精子を用いた顕微授精により子供を得ることができ、高度乏精子症の患者さんでも、ほとんどの方が挙児(子供を得ること)可能となりました。

ちなみに体外受精の「受精」は手ヘンがありませんが、顕微授精の「授精」は手ヘンがつきます。体外受精の場合は、ヒトの手を介さないので、手ヘンがつかないのです。

「自分は大丈夫」は根拠のない自信

しかし、生殖医療は格段に進歩しても男性側の意識はなかなか変わりません。不妊で悩む妻にとって、一番厄介なのが男のプライドです。自虐的に「私は種なしなんで……」と外来で言われる男性がおられます。

無精子症というのは、精巣の先天的な異常がほとんどで、「病気」の一つです。まして や治療可能なケースも多いわけですから、どちらかと言えば良性疾患(命にかかわらない

という意味だけでなく)と捉えていただきたいのです。

婦人科で妻に異常が認められなかった後、ほとんどの男性は、精液を容器にとって妻に提出させるという形で、しぶしぶ精液検査に協力をします。婦人科の医師はその精液検査のみで治療法を判断し（そうせざるを得ません！）、いろいろな可能性が未知数のまま、体外受精や顕微授精などを決定してしまうのです。それによって、排卵誘発や採卵といった女性側への痛みを伴う負担が必要になり、また経済的に大きな負担も避けられないこととなります。

また、その精液検査の結果が悪かった際、妻はすぐに夫には伝えられないことも多いようです。「結果を伝えたら、夫はどのような反応を示すだろうか。もっと治療に協力してくれなくなるのではないか」と怖くてなかなか言い出せないのです。不妊治療をめぐって、夫婦仲が悪くなるような事態は本末転倒というべきですが、問題がプライベートなことだけに、多くの場合、女性は男性のプライドの前に立ち往生してしまいます。

来院される女性の多くは非常に積極的な態度で不妊治療を希望されますが、男性側は、診察、精液検査などを恥ずかしいと思う理由から、来院を敬遠される方が多いのが事実です。これは「男のプライド」が受診の妨げになっていることは言うまでもありません。ま

さか自分が原因で子供ができないなどとは思ってもいないのです。生殖に対して全く無知であることが大半で、「子供なんて自然にそのうちできるさ」と思っています。
どんな病気においてもそうですが、「自分だけは大丈夫」という根拠のない自信を持っていることが多く、それが受診の遅れにつながり、結局は頑張ったけれども子供が持てなかった、という事態にもつながりかねません。
女性側が婦人科でさまざまな検査を受けて異常がないと診断された後、夫に来院を勧めるも拒否される、あるいは言い出すこと自体を躊躇(ちゅうちょ)される方が非常に多いのです。
治療方針を説明し、実際に治療に進むことになった際、「こんなことならもっと早く相談しておけば、妻を傷つけずに済んだのに……」と漏らす患者さんも少なくありません。
事実から目を背けていては、解決できないことがあるのです。
特に不妊治療においては、女性には必然的に妊娠年齢のタイムリミットがあり、男性の変なプライドが邪魔することによる時間の浪費は、子供を持つ可能性をどんどん狭めていくものでしかありません。
少し冷静に考えれば、男性は、「自分は大丈夫だ」という根拠のない自信を盾に、妻の声に耳を貸さないといった態度を取るべきではないのは明白です。子供を欲しいのだけれ

どでできないとなれば、男性不妊専門医に自分の生殖能力の問題点、適した治療の方法、自然妊娠の可能性などを相談するのが最良の方法です。

問題がなければ、それはそれで一歩前進していることになります。自分の愛するパートナーが悩み苦しんでいる時に、相手の気持ちや自分の現状を見て見ぬふりをする方が、男のプライドが廃るというものでしょう。

夫婦ともに診療に向かうのが大切である、と夫は頭では理解していても、それが現実問題となるとなかなか重い腰が上がらないことも多く、また平日には仕事があって病院へ行くことができない、と感じる方も多くおられると思います。近年、患者さんの便宜を図って、男性不妊外来を平日の夜間、もしくは土曜日や日曜日に設定しているクリニックも増えてきました。もちろんご夫婦で来られることが望ましいですが、ご主人のプライドに配慮して、ご主人だけで来ていただくことも考慮に入れてもよいと思います。

もちろん、男性の中には積極的に奥さまと治療に来られる方もいらっしゃいます。その方々にもプライドがないわけではありません。女性には理解しがたいかもしれませんが、「男はプライドが背広を着て歩いているようなものだ」と言われるように、誰にでも少なからず見栄を張りたい気持ちや、触れてもらいたくない部分があるのです。

女性も自分自身のタイムリミットとの戦いの中で、精神的に不安定なことも多いとは思いますが、協力している男性に対する感謝や思いやりの気持ちを忘れてはなりません。普段はもちろん決して言わないでしょうが、「あなたのせいで……」や「違う男性と結婚していたら……」などといった、些細なことで喧嘩した際に間違っても、相手を傷つける以外の何ものでもない言葉を浴びせかけるなどは、もっての外と言うべきでしょう。

女性側からの厳しい態度によって勃起不全（ED）を引き起こす場合もあり、余計に挙児への道を遠いものにしてしまうこともあります。また、思いやりの欠如から引き起こされる口論が、離婚へと発展してしまうケースも残念ながら聞こえてきます。挙児を希望したために離婚が終着点となることは、ご夫婦が決して望まれた未来ではなかったはずです。

夫婦であってもお互いのプライバシーやプライドを侵害することがないように、思いやりを持つことが本当に重要です。男女には性差があり、自分の考え方や感じ方を相手に押し付けては上手くいくものもいきません。

男のプライドを理解すること、女性の気持ちを理解すること、お互いの希望や夫婦のビジョンを十分に話し合うことが重要でしょう。第三者を交えた方がお互いの意思を話しやすければ、医師の前で話し合いをしてもよいのです。もともと妊娠・出産は女性の身体的

負担が大きいものです。夫婦が歩み寄り、お互いの妥協点を見つけて納得する、ということが大切だといえるでしょう。

余談ですが、男性不妊症の患者さん夫婦に補助生殖医療（体外受精、顕微授精）を提示した際、拒否感が強いのは、実は身体的な負担を強いられる女性よりも男性の方だと言うと、皆さんは意外に思うかもしれません。女性は、どんなことをしても赤ちゃんをという気持ちが強いのですが、逆に男性は自然妊娠がいい、と強く主張されることが多いのです。性差とはそういうもののようです。

第二章 精子の働きと不妊の原因

男性ホルモンの上昇とともに精子は造られる

第一章で、男性の生殖に対する無知、無頓着さを述べましたが、そもそも妊娠の要である精子に関しての知識をどれだけお持ちでしょうか？

男性は初めて射精した時（精通といいます）に自分の体の中から出てきた白濁した液体にびっくりし、性を意識し始めます。しかしながら、その精液の中にある精子までなかなか想像が及ばないものです。子供ができる仕組みなどを保健の授業で習っても、もうひとつピンと来ていない方も多いでしょう。好奇心旺盛な男子中学生などは顕微鏡で自分の精液を観察したことがあるかもしれません。ちなみに私は観察しましたが、自分以外にそんな人に出会ったことはまだありません。

なんとなく大人の男になっていくのだという自覚はあっても、なぜ声変わりするのか、なぜ陰毛が生えてくるのか、わからないまま受け入れている方がほとんどでしょう。その正体は男性ホルモンにあります。

男性ホルモン（テストステロン）濃度は出生時にはほぼ０で、生後６ヵ月の間に一時的に上昇しますが、その後思春期まで低くとどまります。思春期の男児におけるテストステ

ロン濃度の上昇は、最初に精巣の発達を促します。後に、陰茎が大きくなり、また全身の筋肉量が増大し、声変わりがあり、ひげや陰毛、腋毛が生えてきます。また性的成熟の過程の中で、産生された精液は蓄積の限界を超え、最初の射精となります。

精子形成もこの男性ホルモンの上昇の時期に合わせて始まっていることがわかっており、ホルモンの果たす役割は大きいのです。

一般に草食系男子といわれるような男性の中には、男性ホルモン値が非常に低く、ひげが全く生えていない、また全身の筋肉量の少ない方がいます。割合は1万人に1人程度と言われていますが、勃起不全や射精障害で悩み、受診される方もいるのです。もちろん草食系男子すべてがこれに当てはまるわけではないですが、中には不妊を主訴に受診されることもあり、精液検査を行うと射出精液中に精子が全くいない無精子症のことがあります。

ちなみに性同一性障害において、性別は女性でも男性の心を持つ方は、男性ホルモンの注射を行います。この際、まず体の特徴の変化は毛深くなることです。

74日間かけて精祖細胞が精子になる

基本知識として、精子は精巣という臓器で造られます。ヒトの精巣は正常で約16〜24mlの容積で、陰嚢内に左右に二つあります。陰嚢は中隔というもので仕切られていますので、左右が入れ違いになったりすることはありません。精巣は、白膜と呼ばれる固い膜で包まれ、その中身は200〜300程度の小葉と呼ばれる部分に分かれます。一つの小葉には精細管（直径150〜300μm、全長30〜70cm）が3〜4本存在します。精細管は一つの精巣に1000〜1300本程度あり、これらが集まり、精巣上体、精管へと向かって精子は運ばれます。精子はこの精細管という管の中で形成されるのです。

ちなみに白膜に神経が集中しており、これが男性の「睾丸を蹴られた時の痛み」の元となります。局所麻酔で手術をすると、この白膜の切開時に患者さんは最も痛がります。陰嚢の皮膚はしわしわで、ほとんど痛みは感じません。肘の皮膚と似ています。

精細管の中で、精子の祖先である精祖細胞から精母細胞、精子細胞、精子へと細胞分裂を繰り返し、精子は74日間かけて造られます。すなわち今日出てきた精子は74日前には精祖細胞だったのです。どんどん再生産されますので、射精の回数が極端に多くても、精子の数が減ることはまずありません。マスターベーションやセックスのしすぎで精子の数が減

男性生殖器の構造

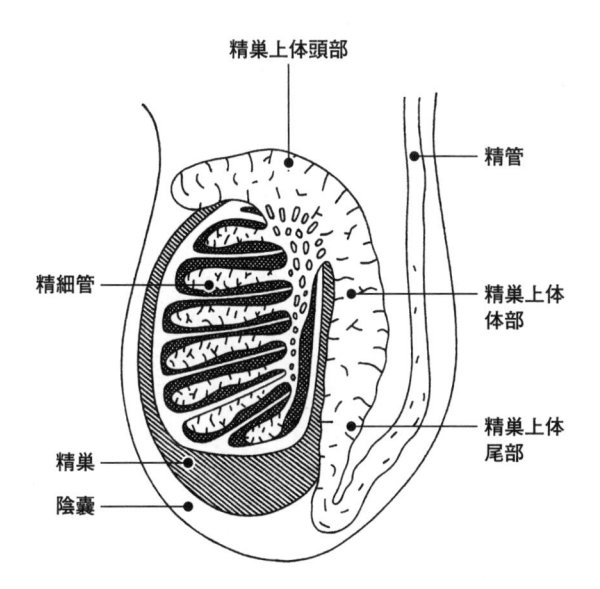

少する、といった噂は全くのウソです。ちなみに赤球も出ません。

精子は脳から生まれる産物

男性ホルモンの上昇とともに精子は形成されることを前述しましたが、その形成には複雑な過程があり、さまざまなホルモン調節で巧みにコントロールされています。まず脳の視床下部から分泌されたGnRH（性腺刺激ホルモン放出ホルモン）は、これまた脳にある下垂体に働きかけ、性腺刺激ホルモンであるFSH（卵胞刺激ホルモン）とLH（黄体化ホルモン）の分泌を促します。FSHは精細管内のセルトリ細胞に、LHは精巣内のライディヒ細胞に働きかけて男性ホルモンであるT（テストステロン）を産生させ、それぞれ、精細管内での精細胞の精子形成を促します。

このように精子は脳で造られるといっても過言ではないわけです。ですので、ホルモンのバランスが上手くいっていないと精子はできません。たとえば、脳の下垂体腫瘍があり、FSH、LHが分泌されていない状態では精子形成はストップしてしまいます。さらにLH濃度が低いため、テストステロン産生ができず、結果として勃起不全、射精障害などを引き起こしてしまうのです。

精子を造る内分泌系

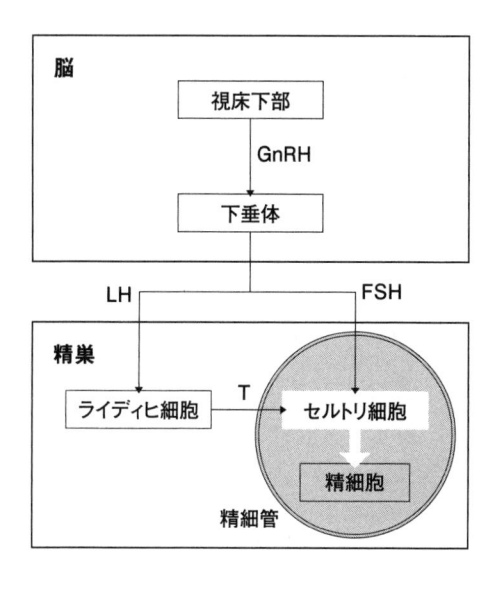

```
┌─────────────────────────────────┐
│ 脳                              │
│         ┌──────────┐            │
│         │  視床下部  │            │
│         └──────────┘            │
│              │ GnRH             │
│              ▼                  │
│         ┌──────────┐            │
│         │  下垂体   │            │
│         └──────────┘            │
└────────┬──────────────┬─────────┘
      LH │              │ FSH
┌────────┼──────────────┼─────────┐
│ 精巣    ▼              ▼         │
│  ┌──────────┐  T  ┌──────────┐  │
│  │ライディヒ細胞│────▶│セルトリ細胞│  │
│  └──────────┘     └──────────┘  │
│                   ┌──────────┐  │
│                   │  精細胞   │  │
│                   └──────────┘  │
│                          精細管  │
└─────────────────────────────────┘
```

ちなみに精巣の機能は精子形成と男性ホルモン産生の二つが挙げられます。男性ホルモンは副腎からも産生されますが、全体の95％は精巣（ライディヒ細胞）で産生されています。男性ホルモンは加齢とともに低下していくことがわかっており、いわゆる男性更年期障害は実際に存在するのですが、男性ホルモンがある程度低下しても精子形成能力はさほど低下せず、70歳になっても80歳になっても精子形成は起こり続け、子供を作ることは可能です。これは精子形成に最も重要であるセルトリ細胞が加齢による影響をさほど受けないためだと考えられています。30歳を超えると男性ホルモンは徐々に低下していくことが報告されており、ライディヒ細胞は比較的加齢の影響を受けやすいと考えられています。

ただし女性における閉経後の女性ホルモン（エストロゲン）低下に比べると、その下がり方は急激ではありません。

精子は40cmの精管を通って精液と合流する

よく勘違いしがちなのが、精子と精液の造られる場所の違いです。先述したように精子は精巣で造られ、精巣上体、精管へと運ばれていきますが、精液の大部分とは実はまだ出会っていません。精管は約40cmもの長さがあり、その中を精子は旅します。

精子の通り道

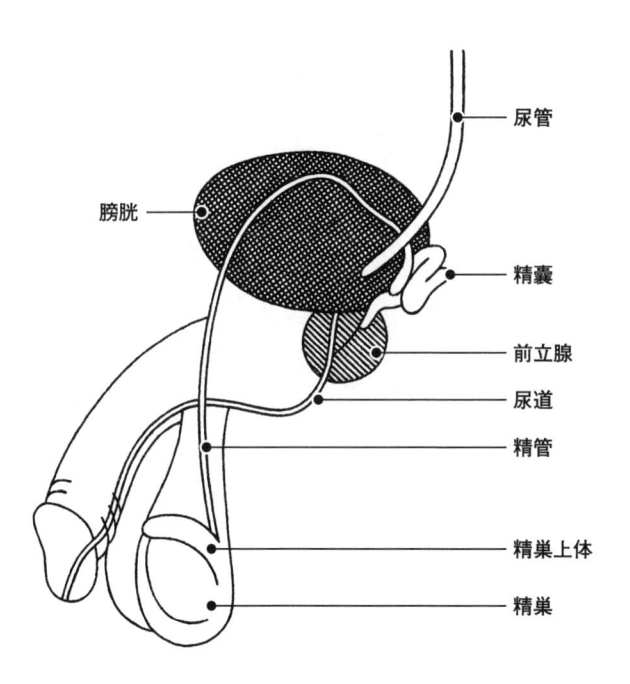

- 尿管
- 膀胱
- 精嚢
- 前立腺
- 尿道
- 精管
- 精巣上体
- 精巣

精液は70％程度が精嚢と呼ばれる臓器からの分泌液であり、また精液の30％程度が前立腺からの分泌液です。精子は精管の終点である精管膨大部に到達してようやく精嚢と合流し、精子と精嚢の分泌液が混じります。この液体は前立腺に送られ、前立腺の分泌液と混合されて精液となります。いわゆるカウパー腺液というのは、尿道球腺（カウパー腺）の分泌液であり、射精前にも分泌が起こっており、そのまだ先で精液と合流するわけなのです。

射精のメカニズムは非常に複雑ですが、興奮が高まり、オーガズムに達すると、脊髄の射精中枢が反応して反射が起こります。まず、律動的な収縮が精巣上体に起こり、精子は精管へと押し出され、精管膨大部まで移動します。続いて膀胱側に射精されたりしないように、膀胱側にある括約筋が締まり、尿道側にある括約筋がゆるみます。そうすることにより、圧力のかかった精液は、勢い良く尿道へと進みます。この射精の律動は、およそ10回程度連続して起こります。勢いは1ｍ水柱ともいわれており、非常に高い圧力です。

避妊手術のため、精管を切断するいわゆる「パイプカット」という手術がありますが、このパイプカット後は精管は精巣で造られる精子は出てこないけれど、精嚢や前立腺から分泌される精液は普通に出るという状態になります。当然射精時にはドピュッと精液が射出され

精子の頭部には遺伝情報が入っている

ヒトの精子の全長は約60μm。頭部、中間部、尾部、終末部に分かれます。頭部の長さは約5μmしかありません。

精子の頭部には「核（Nucleus）」があり、この核の中に遺伝情報というべき半数のDNAが入っているのです。卵子にも半数のDNAがあり、受精によってこのDNA同士が掛け合わされます。また、頭部の先端に受精時における卵へ侵入するための機能を持つ「先体（Acrosome）」があり、卵子に到達した際に、この先体に含まれている酵素を出し、卵子の周囲にある透明帯に穴をあけ、受精の手掛かりとなる役目を果たします。

精子は、鞭毛構造を使って活発に動きますが、そのエネルギーを供給するのが、中間部に存在するミトコンドリアです。中間部や尾部、終末部にはDNA情報は全く認められず、受精後に機能することはありません。精子の鞭毛は、気管支などの繊毛と同様に9＋2の軸糸（円形に配列した9組の軸糸の中央に2本の軸糸がある）としての基本構造を持ちます。電子顕微鏡を用いて、拡大するとこの構造が見えます（P47の図参考）。精子の運動率が低

精子の構造

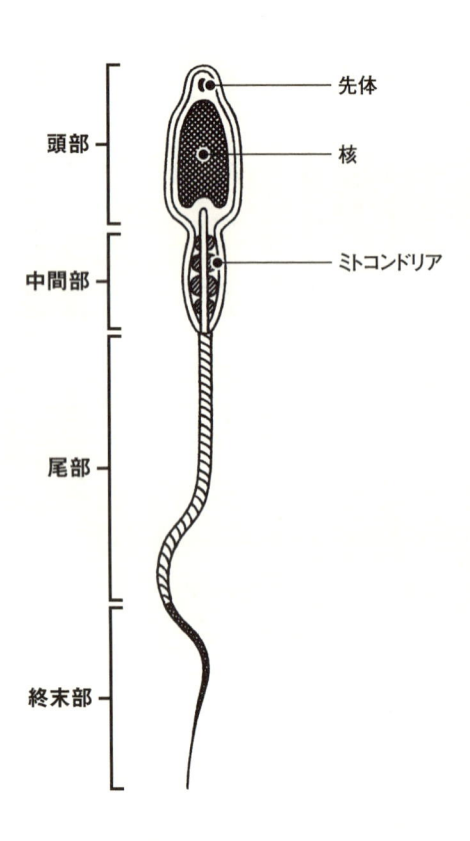

- 頭部
  - 先体
  - 核
- 中間部
  - ミトコンドリア
- 尾部
- 終末部

精子尾部の断面図

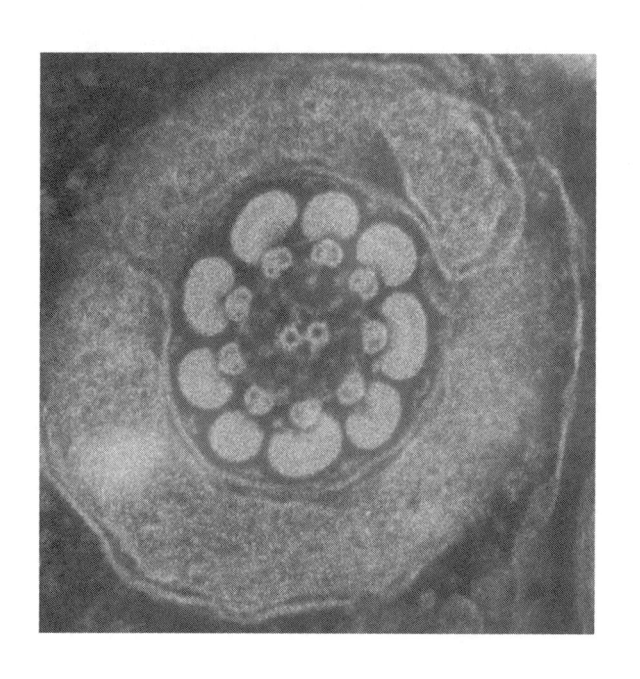

妊娠を左右する精液の中身

精液検査は不妊検査の中で最も大切なものの一つです。精液検査とはその名の通り、精液中の精子の性状を調べる検査です。精子は基本的に体外に射精されますので、女性と比べるとその検査は至って簡単で、肉体的な苦痛はまずありません。一般的な精液検査では「精液量」「精子濃度」「精子運動率」「精子奇形率」「白血球数」を調べます。これらの正常値についてはP49の表を参考にしてください。

検査の時期によりかなりの変動がありますが、精液量がほぼ0mlあるいは1ml以下の場合は、逆行性射精（膀胱内に射精してしまう）、射精管の閉塞、もしくは精液の産生障害が考えられます。逆行性射精を疑う場合は、射精後の尿検査をして、尿中に精子が認められるかどうかを検査します。

精子濃度が1500万/mlより低い場合を「乏精子症」と呼びます。中でも500万/

精液検査の正常値

精液量	1.5ml以上
精子濃度	1ml中に1500万個以上
精子運動率	40％以上
正常形態精子	4％以上
総精子数	3900万個以上
白血球数	1ml中に100万個未満

2010 WHO

㎖以下の場合は「高度乏精子症」、射出精液内に全く精子がいない場合は「無精子症」と呼びます。

精子運動率が40％以下の場合を「精子無力症」、運動精子が全くいない場合を「精子死滅症」と呼びます。ただし精子に関して、「動いていない＝死んでいる」ではありません。動いていない精子でも受精の確率は機能的に無いわけではありません。また数は少ないですが、精子尾部の構造異常を呈する症例もあります。

奇形精子が70％を超えると「奇形精子症」となります。ここでいう奇形とはあくまで精子の形態異常を指し、「奇形児の出生」を示唆するものではありません。たとえば精子の頭部が二つある場合、また円形の巨大精子頭部を有するものなどがある場合、受精率は極めて低くなります。

白血球が100万/mℓ以上の症例を「膿精液症」と呼びます。ほとんどが副性器（精嚢や前立腺）の炎症によるものですが、知らないうちに精路感染を起こしていることもあります。白血球が増えることにより、精子の運動性が低下し、精子無力症を呈することも多くあります。実際の臨床においては、この膿精液症を呈する患者さんが非常に多くおられます。特に性病の既往のある方は要注意です。

禁欲期間が長すぎると精子の運動率は低下する

精液検査前の禁欲期間についてですが、2〜7日空けて採取するようにいわれることが多いのですが、射精後3日も経てば、精液量は十分回復しますので、私の場合は2〜3日でお願いしています。期間が短すぎると精子の数が少なくなることがあり、また反対に長すぎると精子運動率の低下がみられます。さらには、精子のDNA損傷率が高くなることも実証されており、原因不明の不妊に悩むカップルにはまず禁欲期間を短くするアドバイスをしています。自然妊娠を目指す方の理想は禁欲2〜3日です。精子の生存期間は3日間であり、それ以上過ぎると徐々に融解していきます。3日以上溜めたところで、死滅精子（非運動精子）が増え、これが活きのいい精子の進路を邪魔する可能

性があります。

採取には、病院から渡されるプラスチック容器を使います。精液は、マスターベーションによって全量を採取します。自宅で行う場合は2時間以内に病院に持って来ていただきます。

搬送方法ですが、一番良くないのは温めすぎることです。精子の温度は32〜34度程度が最も質が良いと証明されています。反対に39度以上になると一気に精子はダメージを受けます。使い捨てカイロなどにくるめて持ってきてはいけない理由はここにあります。搬送は室温で十分です。最近のクリニックには採精室があることが多く、当日に男性が来院して精液検査をすることもできます。

精液検査は、1ヵ月間に少なくとも2回以上行うことが望ましいとされています。なぜなら精子濃度は状況によって大きな変動があるからです。実際に体調を崩したとか、風邪をひいて高熱が出た後などデータは非常に悪くなることがあります。もし結果が悪かったとしても、1回の検査では正確な診断はできません。

他に必要な検査としては問診、視診、触診、超音波検査（精巣エコー）があります。男

性不妊とひとことで言ってもいろんな病態があり、原因を突き止めることが治療への第一歩です。

妊娠しやすい精子濃度は4000万/mℓ以上

それでは妊娠するために精子はどれだけ必要なのでしょうか？ 理論的には受精するのは一つの卵子に1匹の精子なので、1匹でもいれば可能性があるのでしょうが、現実にはなかなかそうはいきません。WHOが示す正常値は精子濃度1500万/mℓ、精子運動率40％以上ですが、妊娠しやすいのは一般的には精子濃度4000万/mℓ、運動率50％以上です。この値に満たない場合は、精子を調整して子宮内に注入する人工授精を行う施設が多いのです。後述しますが、射出精子を濃縮して子宮内に注入する人工授精はほとんど痛みがないので、治療する側もされる側も安心して行える治療です。

下限を示すというのは本当に難しいのですが、私の経験では教科書的には300万/mℓ、運動率40％程度の患者さんでも自然妊娠されたことがあります。教科書的には150万/mℓが下限とされていますが、実際の臨床ではこのデータでは自然妊娠を勧める専門医は皆無でしょう。もちろん可能性はあるわけですが、このようなデータでは自然妊娠は極めて稀です。

もちろん精子の数や運動率だけですべてを判断することはできません。精子の質に関しても検査の必要があります。ただし濃度、運動率が悪い際には精子の質も同様に悪いことが多く、やはり基本のデータが良くない際は補助生殖医療が必要になることも多いです。

濃度はさほど悪くないのに、運動率がやや低めの場合、計算上の「精液量×精子濃度×精子運動率＝総運動精子数」は正常値であるのに、なかなか妊娠しないということはよくあります。こういった場合、尻尾だけがピクピクと動く精子が多く、ズバーッとまっすぐ動く「直進精子」が少なかったり、いわゆる質のいい精子の数が多くなかったり、それが原因で妊娠できないということもありうるので、注意が必要です。私見としては精子濃度が6000万/㎖、精子運動率が60％を超えていれば、男性側因子はほぼないものとみていいでしょう。

精子の質というのは、正式な言葉で言うと、「精子の頭部に存在するDNAの損傷」と同義です。たとえば、精巣上体や精管に長い間待機していた精子はこれらの精路にいる間にDNA損傷を大いに受けていることが認められています。このDNAの損傷があると、受精しても着床しなかったり、受精卵が育たなかったりといったことが起こりえます。

ここで気になるのが、一般的な人々の精液所見はどの程度なのかということではないで

しょうか。私が大学病院に勤務している際、病院実習に来ていた医学生の有志に精液検査をお願いしていました。実際に陰嚢内容の診察まではしていませんので(わざとしていません)、どんな疾患が隠れているかわからない状態です。中には精子濃度2億/mlを超えるつわものや、精子濃度がほぼ0で悲嘆にくれる学生などもいましたが、この23歳前後の集団での中間値が精子濃度7000万/ml、精子運動率68%というものでした。200人程度のデータですので、大規模のものとは違いますし、医学生というのもちょっとバイアスがかかるかもしれませんが、一般的にこのあたりだと思います。精液検査で「精子濃度が30万/mlでしたよ」と患者さんに告げると、「そんなにいましたか」と言われることもありますが、実際は何千万/mlといてはじめて正常値です。それだけ精子にとって受精への道のりは険しいものなのです。

男性不妊症に対する問診

精液検査の他に必要な検査としては問診があります。病歴や現在の症状などを尋ねることにより、原因を探していきます。患者さんのひとことで、まるでパズルが解けていくように解決できることも少なくはありません。また、男性側の情報を得ることによって、奥

さまに余計な検査や痛みを強いるような治療などをする必要もなくなり、必然的に余計な金銭的負担も削減できるかもしれません。質問内容がプライベートで繊細であるため、アンケート形式にしている施設も多いです。問診票をウェブサイトでダウンロードできるようにしているところもありますので、可能であれば、家でプリントアウトして、記入したうえで、受診されると非常に効率がいいのではないかと思います。包み隠さず正直に答えてください。

この問診で特に大事なのが既往歴についてです。今までどんな病気になったのか、どんな手術を受けてきたのか、ということです。原因を紐解くカギになることが多く、決してないがしろにはできません。

男性不妊症を抱える方の中で既往症として一番多いのが「停留精巣(精巣が陰嚢内に降りてこない状態)」です。小児期に停留精巣の既往があれば、精子を造る機能障害の原因となりえます。現在では1歳半健診などでまず見つかりますが、たまに成人になるまで見落とされ、片側(中には両側例も)停留精巣の状態で受診される方もおられます。先にも述べたように精巣にとって最適温度は32〜34度ですので、精巣が陰嚢内に降りてこない状陰嚢内に収まるのは理由があり、精巣環境を少しでも体温より低くするためです。先にも述べたように精巣にとって最適温度は32〜34度ですので、精巣が陰嚢内に降りてこない状

```
                    ※お願い※
必ず連絡がつく場所をご記入下さい。(急な日時変更で必要な場合があります)
連絡先の名前＿＿＿＿＿＿＿＿　TEL＿＿＿＿＿＿＿＿＿（携帯もしくはご自宅でも結構です）
時間帯＿＿＿＿＿＿＿＿（個人名で　・　病院名で）
※　ご本人が不在の場合、内容をお伝えしてもよろしいですか。　（　はい　・　いいえ　）
　　　　　　　　　　　　　　　　　　　　　　　　　　　　（留守録　OK　・　NO）
```

以下、奥様にご記入願います。

- 以前に通院されていた病院が　　ある（病院名　　　　　　　　年　　月〜通院）
  　　　　　　　　　　　　　　　ない
- 妊娠したことが　　　　　　　　　　　　　　　　　　ある　・　ない
- 流産したことが　　　　　　　　　　　　　　　　　　ある　・　ない
- 基礎体温をつけていますか　　　　　　　　　　　　　はい　・　いいえ
- 二相性ですか　　　　　　　　　　　　　　　　　　　はい　・　いいえ
- 高温期は約14日間ありますか　　　　　　　　　　　　ある　・　ない
- 卵管の通過性の検査をしたことが　　　　　　　　　　ある　・　ない
- 狭窄（狭いところ）があるといわれましたか　　　　　はい　・　いいえ
- 閉塞（つまっているところ）があるといわれましたか　はい　・　いいえ
- フーナーテスト（性行為後子宮粘膜の精子の有無の検査）を　した　・　していない
  　その時精子が子宮にとどいていないと言われましたか　　はい　・　いいえ
- 人工授精を受けたことが　　　　　　　　　　　　　　ある　・　ない
- どこで何回受けましたか（　　　　　　　　　　で　　　回）

今までかかった病気をご記入下さい

[　　　　　　　　　　　　　　　　　　　　　　　　　　　　　　　　　　　　　　　]

問 診 票

[泌尿器科]

ご主人 氏名_____ 生年月日 S._____年___月___日___才
　　　　住所〒_____・_____　Tel_____
職業・職種 (　　　　　　　)
奥様　　氏名_____ 生年月日 S._____年___月___日___才
ご結婚されたのはいつですか？___年___月___日___才　避妊期間 あり (　年　月)・なし
不妊期間は？___年___月

☆この問診票は当院の医療従事者以外の目に触れることはありません☆

ご主人にお尋ねします。
出身地（生まれたところは）どこですか _____
身長_____cm　体重_____kg　血液型_____型 Rh (　)
本日の精液は禁欲だいたい (　　　日)
※以下の質問に該当するものに〇をつけて下さい。
性機能についてお尋ねいたします。
- ・性欲はありますか。　　　　ある ・ ない　　・勃起しますか。　する ・ しない
- ・射精しますか。　　　する ・ しない　　・性行為は大体一週間に_____回
- ・精液検査を受けたことが？　ある ・ ない
- ・男性不妊としての治療を受けたことが？　ある ・ ない
- ・39度以上の熱が出たことが　ある ・ ない
- ・性病にかかったことが　　ある（具体的に　　　　　　　　　　）・ ない
- ・睾丸を打って腫れたことが　ある（　　　　　　　　　　　　　）・ ない
- ・睾丸を降ろす手術をしたことが　ある（　　　　　　　　　　　）・ ない
- ・そけいヘルニア（脱腸）の手術を受けたことが　ある（　　　　）・ ない
- ・睾丸のふくろ（陰のう）に水が溜まったことが　ある（　　　　）・ ない
- ・入院手術を要する病気にかかったことが　ある（　　　　　　　）・ ない
- ・心臓または肺の病気が　　ある（　　　　　　　　　　　　　　）・ ない
- ・以下の病気にかかったことがあれば〇をつけて下さい。
　　　　　　　　　　　結核　　糖尿病　　おたふくかぜ
- ・ステロイド剤（副腎皮質ホルモン）または精神科の薬を使ったことが
　　　　　　　　　　　ある（薬品名　　　　　　　　　　　　　　）・ ない
- ・アレルギー体質または体に合わない薬が
　　　　　　　　　　　ある（薬品名　　　　　　　　　　　　　　）・ ない
- ・タバコを　吸う（　　本 ×　　年）・ 吸わない
- ・お酒を　　飲む（　　合 ×　　年）・ 飲まない
- ・食欲は　ない ・ 普通　　　　・睡眠は　　悪い ・ 普通
- ・便通は　悪い ・ 普通　　　　・小便の回数は昼間　回（夜間　回）

裏ページへ　→

況は温度による極度のストレスを精巣が受けてしまい、精子を造る機能は低下します。日本の統計では成人の両側停留精巣は全例が無精子症でした。

「長期の発熱」の既往も造精機能の低下を招く可能性があります。先述したように精巣は温度に非常に敏感ですぐに精子形成機能は低下します。

他に「外傷（ぶつけて精巣が腫れあがったことがないか）」や「精巣捻転症（精巣がねじれてしまう、少年に多い疾患）」の既往も大事です。片側だけの疾患であっても自己免疫性造精機能障害というものがあり、全体としての造精機能低下につながることがあります。

また「耳下腺炎性精巣炎（おたふくかぜ）」が造精機能を低下させることはよく知られています。思春期以降におたふくかぜに罹患した方は要注意です。ただし、おたふくかぜになっても精巣炎になっていなければ、大丈夫であることも多いです。

「前立腺炎」「性感染症」の既往のある方は、精液中に白血球の多い膿精液症になりやすいです。造精機能が正常であっても、なかなか受精しないことが知られていますので、適切な治療を受ける必要があります。

さらに気管支炎などの「慢性呼吸器疾患」について聞かれることがあります。頻度はさ

ほど高くありませんが、精子無力症と合併することがあります。「糖尿病」の既往は逆行性射精（尿道側ではなく膀胱に向かって射精してしまう）や勃起不全（ED）との関連が深くあります。

もちろん「がん」の治療のために放射線治療や抗がん化学療法を受けると造精機能は無くなり、場合によっては回復しないこともあります。どの程度の治療を受けたのか、具体的に聞かせていただければ、ある程度予想はできます。いまや小児がんや精巣がんは早期発見により治癒可能ながんです。その後のQOL（人生の質）向上のためにも、子供を持ちたいという希望があれば、あきらめないで受診してください。

次に手術の既往歴に関してですが、残念ながら子供の頃の手術によって男性不妊になる可能性は低くありません。たとえば、一番多いのが、鼠径ヘルニア（いわゆる脱腸）の手術です。小児期に手術することが多いのですが、小児の精管は非常に細く、また部位的に鼠径ヘルニア根治術の際、損傷することがあります。また成人への鼠径ヘルニア根治術に対する異物反応で精路閉塞を来すこともありえます。他にボールをぶつけたなどの「精巣の外傷」や精巣捻転に対する手術、膀胱や尿道の手術、脳の手術、リンパ節郭清手術（がんの治療）な

どが挙げられます。全然関係ないだろうと思われることでもまず何でも伝えていただくことが肝心です。

また性生活、勃起、射精についての問診もあります。最近ではいわゆるセックスレスカップルが増えてきており、また間違った知識により自然妊娠可能なタイミングをきちんと把握できていないことも多々あります。このセックスレスは都市部において顕著です。質問として「月に何回性交渉をしますか？」というのがありますが、統計を取ったところ、ある地方では平均4〜6回だったそうですが、大阪では1〜2回というデータでした。やはりある程度回数をこなさないと、できるはずの子供もできません。

勃起不全（ED）に関しては先ほど述べたように基礎疾患を発見する手立てにもなったりしますが、ただ単に性交渉ができないEDも多く存在します。特に性交渉が持続できないいわゆる「中折れ」状態に悩む患者さんは多く、この場合は内服薬にて劇的に改善することも多いです。

また最近では陰茎への過度の刺激によるマスターベーションが増え、それが原因である膣内射精障害に悩む患者さんが増えています。大げさではなく、男性不妊外来受診の2割程度を占めるほどです。この場合は内服療法が功を奏することはあまりなく、人工授精な

膝上でのノートパソコン使用は精子に良くない

 続いて、生活習慣についてもお聞きします。大豆食品は女性の不妊に対しては効果的であるといわれていますが、反対に男性の精子形成においては、あまりいいものではありません。亜鉛は精液量を増やしますが、牡蠣（かき）エキス入りの健康食品やサプリメント、すっぽんなど絶倫食といわれるものがあります。精子形成においてエビデンス（根拠）は全くありません。

精子形成には影響を与えないといわれています。

ノートパソコンの膝の上での長時間の使用、サウナへの長時間の滞在、自転車に長時間乗る趣味があるかなど尋ねます。

また服用している薬剤についても尋ねてください。たとえば、ある抗うつ薬は精子の運搬を停滞させることが知られており、男性不妊の原因になりえます。

また、育毛剤を内服しておられる方も注意が必要です。ある育毛剤の主成分であるフィ

ナステリドは、男性ホルモンを抑制する抗アンドロゲン薬の一種であり、男性型脱毛症（AGA）の主原因の一つとされるジヒドロテストステロン（DHT）の生成を抑制する働きがあります。DHTは男性ホルモンであるテストステロンが5α－リダクターゼと結びつくことによって生成され、血中のDHT濃度が高いほど男性型脱毛症は重症化していきます。フィナステリドはこの5α－リダクターゼの働きを抑制し、血中のDHT濃度が高まるのを防ぎます。フィナステリドは、もともと前立腺肥大症の治療薬として使用されていた薬です。副作用として精子数の減少、勃起不全、射精障害などが起こることは稀とされていますが、もともと造精機能が悪い方は、こういった薬がきっかけで一気に低下してしまう場合もあります。実際に用量を守っていれば、このような副作用が起こることは稀とされています。

男性ホルモンは「顔」に表れる

診察室では他に視診、触診、超音波検査が行われます。視診ですが、どこを注目するかというと、「顔」です。そう言うとびっくりされるかもしれませんが、正確に言うと「ひげ」です。ひげは男性ホルモンを如実に表しますので、これを見てまず男性ホルモンがき

ちんと出ていそうかどうかを判断します。

続いて陰嚢です。陰嚢内には精巣、精巣上体、精管、精索の動静脈、リンパ管などが存在します。ここに病変がないかを視診します。こちら側としては陰茎を見慣れていますし、恥ずかしがる必要は全くありませんが、特に気をつけるのが視診でもわかるような、陰嚢内に静脈の逆流を示す「精索静脈瘤」がないかどうかです。目で見てもわかる程度であれば精索静脈瘤のグレードは3段階のうち3であり、一番高いグレードとなります。精索静脈瘤に関しては後述しますが、男性不妊の原因で最も多いものの一つです。

また下腹部においては、手術創がないかを見ます。小児期の手術だと、本人がわかっていないこともあり、必ずチェックします。陰毛に関しても男性ホルモンが少ないと薄くなりますので、確認しています。

続いて陰嚢内容の触診をします。精索静脈瘤の有無ももちろん大事ですが、精管、精巣上体についての情報は大変貴重です。中には先天性両側精管欠損の方もおられ、この際は精巣内で精子形成が行われていても、射出精子として出てこられない「閉塞性」の無精子症となります。また精管が非常に細い場合もあります。こういった場合も精路閉塞を疑い

ます。精巣上体については、精巣上体炎の既往があれば、硬結（induration）といわれる「しこり」を触れることがあり、これも精路閉塞を疑う理由の一つになります。また他の病変（精巣腫瘍、陰嚢水腫、精液瘤など）がないか判断できます。

ただし触診で判断できない場合でも精路閉塞が起こっていることは考えられますので、この触診は絶対的なものではありません。

同時に精巣の大きさをオーキドメーターなどで測定します。先述したように精巣の大きさは正常が16～24mℓですので、これより小さい際は精子形成があまりすすんでいないことも予想されます。しかし4mℓ程度の精巣でも射出精液の中に精子が認められることもあり、精巣が小さければ必ず無精子症というわけではありません。

他に私の場合は、精巣の超音波検査（エコー検査）を必ず行うようにしています。というのは男性不妊症の方はそうでない方に比べて、精巣腫瘍の可能性が高いというエビデンスがあるからです。また自分で触れるほどの腫瘍であれば、誰でもおかしいと気付くのですが、まだ大きくなっていない初期の腫瘍を検査で発見することがたびたびあり、これが結果として命を救うことにつながるからです。

実際に男性不妊外来において、ある1年間で4例の精巣腫瘍を発見しました。もちろん

オーキドメーター

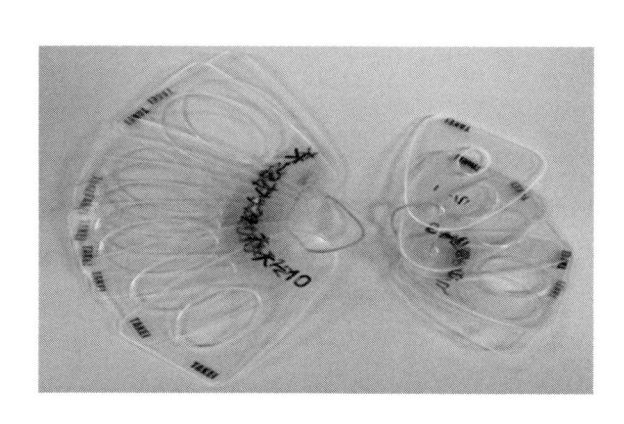

精巣腫瘍の際は、精子形成をする精細管がどんどん減っていくこと、ホルモンのバランスが崩れる可能性があることなどから造精機能障害を起こしうるのです。

また精液量が非常に少なく、射精管閉塞を疑う場合には経直腸的（肛門からエコーのプローベを挿入）に前立腺付近の形態を超音波にて観察することもあります。ただし全例に行うわけではありません。

精索静脈瘤のある男性の精子形成不全メカニズム

精索静脈瘤といわれてもほとんどの方がピンとこないでしょう。簡単に言うと精巣の静脈に血液が逆流しているために、細い静脈が拡張し

て「こぶ」のようになっているものを指します。思春期より後の男性によく発生する病気で、この精索静脈瘤は、不妊治療で受診する男性では25～40％に認められますが、一般男性においても約10～15％に存在するものです。自覚症状を訴える方は比較的少ないですが、中には陰嚢部の違和感や鈍痛、陰嚢の腫大、腫瘤を自覚される方もおられます。

実際に、男性不妊症の患者さんにおいての頻度が高いことから、静脈瘤を治療すれば精液所見は改善し、子供ができやすいと考えられます。不妊症で精索静脈瘤のある患者さんには精索静脈瘤の手術が広く行われてきました。

ところが、これまでに精索静脈瘤手術の有効性について検討した研究成果を集計した論文が2003年に発表され、その中で「精索静脈瘤の治療は男性不妊症の治療として有効とはいえない」と結論づけられました。もしこの論文の結論が正しければ、これまで広く行われてきた精索静脈瘤の手術が無意味なものとなります。しかし、この調査の中にはグレードの低い、いわゆる程度の軽い精索静脈瘤に対する手術も多く入っているために この ような結論になった可能性があります。

私の場合、手術後、経過を追うと、ずいぶんと精液検査のデータが良くなっていくこと

を多く経験していますので、グレードの高いものに対しては積極的に治療を勧めているのが現状です。

解剖学的に見て、精索静脈瘤はほとんどが左側にだけ発生します。なぜなら左内精索静脈は左腎静脈に還り、右内精索静脈は下大静脈に還ります。この違いが、左側にのみ血液の逆流が起こり、精索静脈瘤が発生しやすい理由なのです。

精索静脈瘤のある男性に精子形成不全が起こるメカニズムは完全には解明されていませんが、腎、副腎の代謝物の精巣への逆流、血流のうっ滞による精巣内の低酸素状態や陰嚢内の温度上昇、また下垂体―精巣系に関する内分泌（ホルモン）異常などを原因とする説があります。

実際に、精索静脈瘤によく見られる精巣温度の上昇は、精子形成におけるDNA合成能力や精細胞の減数分裂能を低下させることがわかっています。

精索静脈瘤の診断は、立ち上がった状態で腹圧をかけていただき、陰嚢を触診し、精巣の静脈が太くふくれているかどうかを診ます。診断を確定するためには陰嚢の超音波検査（エコー検査）を行い、静脈への血液の逆流または静脈の拡張を確認します。また、触診でグレード1から3に分類されます。静脈瘤はその程度によって、触診では

左精巣から還る精脈系

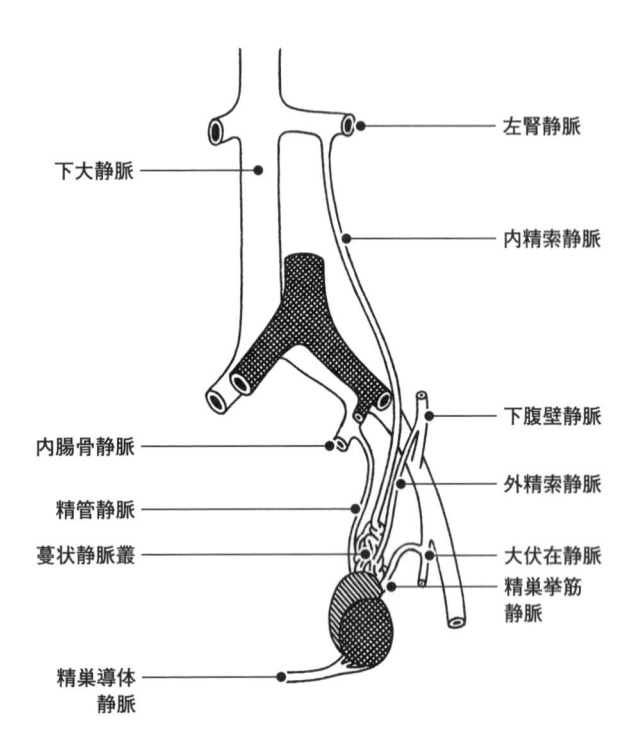

わからないものの超音波検査で診断できる静脈瘤を、サブクリニカル静脈瘤といいます。私自身、このサブクリニカル静脈瘤は治療対象にしていません。

ホルモン異常からわかる男性不妊

先述したように精子形成と男性ホルモン産生は精巣で行われる主な生理作用であり、視床下部─下垂体─精巣軸のホルモンの調節によって支配されています。よってこのホルモン値を測定することは、その時点での精子形成を表す指標として非常に重要です。男性不妊症臨床において、内分泌学的検査として血清中のFSH（卵胞刺激ホルモン）、LH（黄体化ホルモン）、テストステロン値を測定します。この検査で原因がどこにあるのかがある程度わかります。

下垂体からのゴナドトロピン（FSH、LH）は視床下部からの性腺刺激ホルモン放出ホルモン（GnRH）分泌と同様に律動的に分泌されていて、一日の中でも変動があり、テストステロンも午前中に高値をとります。

FSH、LHの値が低い場合、内分泌治療によって造精機能の改善が期待されることが多く、この診断は非常に重要であると考えられます。その他、よくある検査ではないです

が、低ゴナドトロピン性性腺機能低下症（FSH、LH、テストステロンが低値）に対して下垂体、視床下部の機能評価のために負荷試験（GnRH負荷試験、hCG負荷試験）を施行することがあります。これはあるホルモンを投与してみて、その下流のホルモンが上昇するかを見る試験です。たとえばhCG負荷試験では本来はテストステロンが上昇するはずですが、反応しない方もいらっしゃり、こういった方には男性ホルモンを上げるためにhCG投与はふさわしくないということになります。

男性不妊症に対するスクリーニング検査の中で最も頻度が高いホルモンの異常が血清FSHの上昇です。血清FSHが正常範囲内である時は通常精液中に精子を認めることが多く、無精子症の場合は閉塞性無精子症（精路の通過障害）を疑います。しかし血清FSHが正常範囲内であっても精子形成障害を認めることが少なからずあります。たとえば精子形成が精母細胞、精子細胞など途中段階で分化が停止する maturation arrest（成熟停止）がそうです。精巣の大きさが正常であり、また精管や精巣上体に明らかな閉塞が認められない場合においては、この maturation arrest（成熟停止）を念頭におく必要があると考えられます。

血清FSHが低値の場合、視床下部、下垂体系の異常を考慮します。低ゴナドトロピン

性腺機能低下症の場合、血清FSH、LH、テストステロンはいずれも低値を示します。この場合は二次性徴の遅延などにより小児期に発見され、内分泌学的治療を受けていることが多いですが、成人になってから勃起不全（ED）や射精障害、不妊症を主訴に来院されることも少なくありません。

二次性徴は通常に発来しているが、成人になってから視床下部、下垂体の機能低下が出現してきた二次性低ゴナドトロピン性性腺機能低下症の場合には、中枢神経系の腫瘍や脳腫瘍、頭部外傷などを除外するため頭部MRIを撮像します。男性不妊で受診される方は、FSHが高値の場合が非常に多いのですが、これは精子が形成されないため、そのフィードバックでFSHが高値となっているのです。

よく患者さんから「どうすれば上昇している血清FSH値が下がりますか」と尋ねられますが、FSHが上昇しているのは原因ではなく、結果なので、精子形成が進めばFSHは正常値に近づきますが、これを下げることは治療にはつながりません。

血清テストステロンが低値を示す場合には、脳の視床下部、下垂体異常に起因している場合が考えられます。血清LHが高値を示し、血清テストステロンが低値を示す場合（高ゴナドトロピン性性腺機能低下症）は、染色体検査などでクラインフェルター症候群など

の性染色体異常の鑑別を行う必要があります。各種内分泌検査から考えられる病態についてP73の表にまとめます。実際に内分泌学的疾患が原因となる男性不妊症の頻度は5％以下と稀ではありますが、これらの場合は治療により造精機能の改善が期待されることが多く、診断は非常に重要です。

染色体異常による男性不妊

染色体検査は全例に行うわけではなく、通常無精子症もしくは高度乏精子症の際に必要となる検査です。ヒトには44本の常染色体と2本の性染色体、あわせて46本の染色体が存在します。

常染色体の異常には2ヵ所以上で切断された染色体が他の染色体に結合しひっくりかえる（転座した）「相互転座」、染色体13、14、15、21、22番の間で、短腕を失い、長腕同士が融合した「ロバートソン転座」（染色体数は45本）、同一染色体内で2ヵ所に切断が起こり、中間部分が逆転して再結合した「逆位」があり、これらでは精子形成に異常が出てくることが多く認められています。

性染色体の異常は、約660人に1人の割合で存在し、正常男性の性染色体核型XYに

内分泌検査から考えられる病態

	FSH	LH	テストステロン
正常男子	正常	正常	正常
高ゴナドトロピン性 性腺機能低下症	↑	↑	正常／↓
低ゴナドトロピン性 性腺機能低下症	↓	↓	↓
特発性無精子症 　セルトリ細胞単独症 　成熟停止	↑ 正常	正常／↑ 正常	正常 正常
閉塞性無精子症	正常	正常	正常
乏精子症	正常／↑	正常	正常

対し、過剰のXを持つクラインフェルター症候群（47XXY、48XXXYなど）があり、この場合、まず無精子症で、精巣萎縮、女性化乳房などを伴うこともあります。他に表現型（見た目）は男性を示すものの、核型（染色体）は女性である46XX maleなどがあります。

染色体異常は男性不妊の原因になりうるため、妊娠の可能性や体外受精・顕微授精などでの判断材料となります。他に特にY染色体上にある遺伝子（azoospermia factor：AZFという）の微小欠失が男性不妊の原因となることがわかっており、最新の知識を持つ施設ではこのAZF遺伝子の検査を行っています。AZFにはa、b、 c領域があり、それぞれの微小欠失で精子形成不全のタイプが異なります。この検査をすることにおいても、治療の可能性を探ることが可能です。

よく勉強して外来に来られる患者さんにDAZ領域の欠失について聞かれることがありますが、DAZ領域とはAZFc領域の一部であり、このDAZ領域の検査だけをすることはほとんど意味がありません。

専門的な話になりますが、たとえばAZF遺伝子c領域のみの微小欠失の場合には、精子が回収できることが多く、補助生殖技術により妊娠が成立した場合には、男児の場合、遺伝リスクは事実上100％であり、その子も同様に男性不妊となる可能性は非常に高いといえます。

AZF遺伝子a領域の欠失は精細胞が全く存在しない「セルトリ細胞単独症」になり、よってAZF遺伝子b領域の欠失はmaturation arrest（成熟停止）になることがわかっています。よってAZF遺伝子がすべて欠失している46XX maleの場合はどんな手を使っても精子や精子細胞が得られることはありません。

出生前診断または着床前診断により胎児の性別やY染色体の欠失の有無を調べることもできなくはありませんが、日本では通常行われていません。情報を少しでも多く理解し、

Y染色体微小欠失

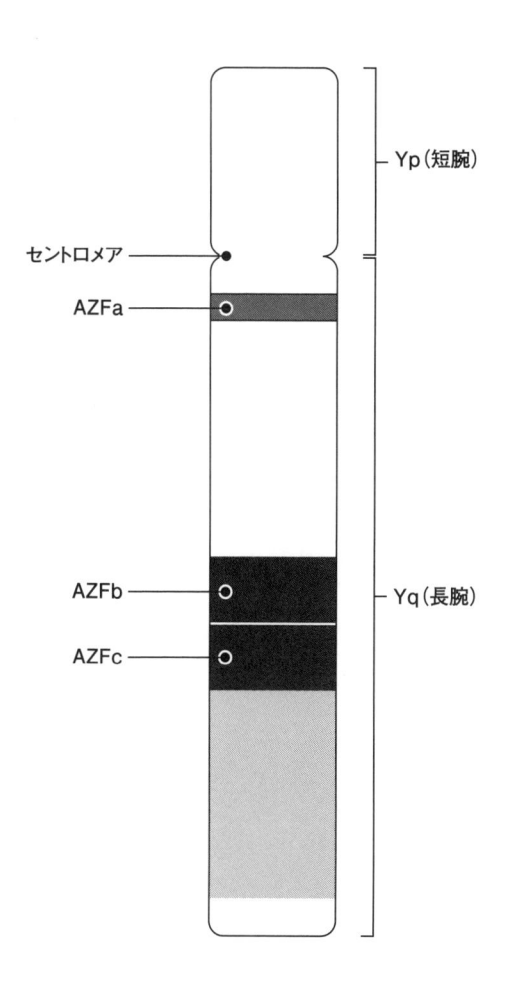

- Yp(短腕)
- セントロメア
- AZFa
- AZFb
- AZFc
- Yq(長腕)

納得しながら進んでいくことは治療方針を決定するにあたって、医療者側にとっても患者さん側にとっても非常に重要なことです。

第三章 男性不妊症治療の最前線

男性不妊治療の歴史

この章では実際の治療法について述べていきましょう。

不妊症は女性のもの、世界中でそう思われ、女性側だけがクローズアップされ、治療されてきた歴史があります。実際、体外受精の技術がなかったころは、人工授精の適応のない男性不妊は治療法がなかったのです。イギリスで世界初の体外受精が成功して女の赤ちゃんが生まれたのが1978年、日本の体外受精は1983年に初めて成功していますので、まだほんの30年そこそこの歴史です。それまでも男性学（アンドロロジー）というものは存在し、精巣の機能などは基礎研究がなされていたのですが、実際の臨床での歴史は本当に短いものです。積極的に治療がなされるようになったのは、ここ最近15年のことです。アメリカでは比較的盛んに行われていますが、専門医はまだまだ少なく、日本でも同様です。体外受精が始まってから、受精卵を実際に目で見ることができるようになり、グレード評価が可能になりました。そうすることにより、男性側要因（精子）ならびに女性側要因（卵）の状態を受精卵の状態から鑑みて、より精査するようになったのです。また今までは精子の量や運動率だけにこだわっていたところに加え、精子の質を向上させるこ

男性不妊症に対する治療は、補助生殖医療（ART）、なかでも特に顕微授精（ICSI）の臨床応用により、従来では治療困難であった高度乏精子症や無精子症患者でも妊娠、挙児が可能となりました。しかしながら、多胎（双子や三つ子など）、流産、卵胞過剰刺激症候群（刺激により卵巣が過剰に腫れてしまう）などの女性側に対する肉体的負担や高額な費用負担、さらには患者・家族の精神的不安などの種々の問題点があります。個人個人によって治療法は異なってくることが多く、夫婦そろっての状態を把握することが大事になります。

たとえば、女性側の原因で両側卵管が閉塞してしまっている場合に、精子の濃度を上げたとしてもそれは挙児という目標に向かう治療にはつながりません。このように女性側を診る婦人科医と男性側を診る泌尿器科医の連携が取れていないと、それこそ時間を無駄にする可能性があります。本章では最新の男性不妊治療に関して概説していきます。

乏精子症の治療はまず漢方から

乏精子症とは、射出精液中の精子濃度が2000万/mlより低い場合のことをいいます。

その中でも段階があり、精子濃度が正常値をわずかに下回るものから、ほぼ0に近いものまでさまざまです。

まず診察で身体的な異常が見られない場合、またホルモン検査上FSH（卵胞刺激ホルモン）が高値を示している場合、治療は非常に困難です。原因が不明ですが、造精機能が単に低下しているものも多くあります。このような場合、まず行うのが漢方（補中益気湯など）やビタミン剤（ビタミンB12やビタミンC）によるいわゆる非内分泌療法です。昔からよく行われてきた治療ですが、精巣の血流を良くするなど、精子の受精能力を高めるといわれています。

大変よく効くということはあまりありませんが、何もしないよりは、ということで処方することが多いです。医師の中には経験則にのっとって治療する人がまだ多いのが現状です。たしかに、先達が歩んできた道のりの中には無視できないものも多く存在し、私自身も漢方薬などを処方することも多いのですが、可能な限り原因を模索し、治療につなげていこうと考えています。

精液検査は全身状態によって結構上下しますので、一喜一憂しがちですが、私はどちらかというと精液検査結果のアップより、妊娠しやすさのようなものを信じて処方します。

というのは内服により精液検査のデータが横ばいであっても、精子1匹1匹の質は上昇していることが多くあるからです。

精子形成が3ヵ月弱かかることから考えて、このような処方は比較的長期間行う必要があります。

またFSH、LHなどのホルモン値がやや低い場合や正常の場合、精巣へのホルモン刺激を強力なものにするため(精子形成をさらに助長させるため)、抗エストロゲン剤(クロミッドなど)を用いる内分泌療法を行う場合があります。長期間投与は肝機能障害などの副作用が出てくる可能性があるため、だらだらと服用し続けるのは危険です。よく効くこともありますが、私の場合は高度乏精子症(精子濃度が500万/ml以下)に限って使用します。

挙児の希望が強い方や急いでいるカップルには、積極的にこれらを内服しながらの人工授精を勧めます。人工授精はその名前から、非常に人為的に妊娠を操作するような印象を持たれますが、実際はそうではなく、射出していただいた精子を調節し、子宮内へカテーテルを使って注入するものです。この調節により、精子濃度はずいぶん上昇しますし、膣内の精子にとっての過酷な状況をパスできるという大きなメリットがあります。かつては

精液をそのまま子宮に注入するといった簡単なやり方をしていましたが、この方法では妊娠率がきわめて低く、また精液に細菌などの混入がある場合には感染の危険もありました。

そのため、最近は洗浄した精液を用いるのが一般的です。

現在行われているのは、パーコール法といって濃度勾配で質の良い精子を分離する方法や、スイムアップ法という元気のいい精子が精液の上の方に泳いでくる性質を利用して、これを回収する方法です。人工授精の妊娠率は施設により異なりますが、全体的に10％前後とさほど高いものではありません。そんなに低いのかと驚かれるかもしれませんが、その妊娠率の低さから5〜10回行っても妊娠に至らない場合、体外受精へのステップアップを勧める医師が多いのです。

また人工授精の適応として、と極端に成功率が低くなることがわかっていますので、このような場合は体外受精、顕微授精にいきなりステップアップした方がいいかもしれません。

さらに、男性、女性両方の検査で異常が認められない原因不明の不妊にも人工授精は行われます。人工授精は健康保険の適応外でありますが、1回あたり1万〜3万円程度でしょう。毎月施行できること、比較的自然に近く簡便であること、副作用が少ないことなど

精子濃度が1000万/ml、精子運動率40％を切るようだ

により積極的に考えていただいていいでしょう。

男性不妊患者の3割に存在する精索静脈瘤

精索静脈瘤は、精巣の静脈に血液が逆流しているために、静脈が拡張して「こぶ」のようになっているものであり、精巣の温度を高くするなどの理由で精子を造る機能を障害すると考えられてきました。実際に、男性不妊症の患者さんでは、21〜39％で精索静脈瘤が存在すると報告されています。このため、静脈瘤を治療すれば精液所見を改善し、子供ができやすくなると考えられ、男性不妊症で精索静脈瘤のある患者さんには精索静脈瘤の手術が行われてきました。精索静脈瘤手術を行われた計5471例の解析では、術後の妊娠率が平均36％、精液所見の改善率が平均57％と報告されています。

ただし経験上、精索静脈瘤が原因で無精子症にまでなっている症例は非常に少ないと考えています。無精子症で、精索静脈瘤が存在する場合、静脈瘤の治療を先に行う方がいいのかどうかは、賛否両論あります。医療者の立場としては、まず精索静脈瘤の治療を行い、1年程度経過を観察して、精子の出現がないようであれば、無精子症に対する治療を考えたいところですが、患者さんカップルは挙児への希望が強いことが多いため、精索静脈瘤

この治療を飛ばして無精子症に対する治療へ移行していくことが多いです。

このような理由もあり、精索静脈瘤の治療は一般に乏精子症に対する治療として考えられています。

患者さんに説明する際に、精液検査のデータとして目に見えて良くなる（精子濃度、精子運動率が上昇する）可能性は約50〜60％と伝えます。ただ臨床研究上、精子1匹1匹の質の良さ（DNA損傷の少なさ）を見てみると、治療後の方が明らかに良くなることもあり、私としては積極的に本治療を勧めています。

手術には、内精索静脈を鼠径管という部位より上側で切断する「高位結紮術（けっさつ）」と、鼠径管より下側で切断する「低位結紮術」があります。高位結紮術の場合は、最近では腹腔鏡（ふくくう）下手術で行われることが多いですが、陰嚢水腫（陰嚢にリンパ液が溜まって膨らんでしまう状態）の合併率が高いことにより、低位結紮術で行われるのが一般的です。

この低位結紮術の場合には手術用の顕微鏡を使用して行われることが多いです。その利点として、再発が少ないこと、陰嚢水腫の合併が少ないこと、手術創が小さく（約1〜2cm）痛みも少ないこと、精巣動脈周囲の細い静脈を確実に処理できるだけでなく、リンパ管の温存も容易であることなどが挙げられます。40代の患者さんであってもこの手術により、有意に精子濃度、運動率の改善が見られました。

現在の私の考えでは、男性不妊を伴う精索静脈瘤に対しては精巣機能の改善あるいは低下を予防するために積極的に手術を推奨しています。ただし、パートナーの年齢、術前の精液所見、期待される精液所見の改善率や改善期間を十分考慮し、体外受精、顕微授精の併用も考えながらカップルの納得のいく治療計画を立てることが重要です。具体的には妻の年齢が35歳以下、術前の精子濃度が500万/㎖以上の方には特に積極的に手術をお勧めしています。

術後どの程度の期間で良くなるかは個人差がありますが、最低でも3ヵ月は見なくてはいけません。術後6ヵ月より徐々に改善してくる方もおられますし、12ヵ月程度経ってから一気に正常値に戻る方もおられます。もちろん急がれる方は、術後すぐから人工授精など併用しても全然構いません。術後の方が人工授精、体外受精の成績は良くなるデータも散見されますので、やはり本治療に意味はあるものと思われます。

また、精索静脈瘤がありながら、顕微授精を先行させている方で、顕微授精（ICSI）の結果が良くない症例に対して、本治療を行った後の胚盤胞到達率が上昇することが多くあり、最近では奥さまの年齢が40歳以上でも顕微授精成績不良例には本術式を勧めています。男性側としてなんとか挙児に向けて貢献できるよう、前向きに行っています。

手術は誰だって怖いものです。できれば避けたいものという考えは私も同じです。「安全に行えるならなんとか託してみよう」と思っていただければ、と考えています。安全第一、なるべく合併症を起こさない手術を心がけています。

精液が逆流する逆行性射精の治療

逆行性射精は射精時に内尿道口が閉鎖不全を起こして、射精反射により出てきた精液が膀胱に逆流してしまう状態です。糖尿病の方や、前立腺の治療を受けた方が逆行性射精になることが多いです。逆行性射精でも射精感は得られます。しかし、射出される精液量が減り、全く射出されないこともあります。一部の精液が膀胱に逆流する「不完全」逆行性射精と、すべての精液が逆流してしまう「完全」逆行性射精とがあります。

治療には、抗うつ薬であるイミプラミンなどを使用します。抗うつ薬の副作用を利用した治療ですが、内服で改善するのは約半数程度でしょう。少しでも射精してくれれば、その射出精子を用いて、人工授精などが可能です。全く射出されない場合は、排尿でいったん膀胱内を空にし、培養液を膀胱内に注入してから、射精していただき、導尿して精子を回収します。この方法で得られた精子を使い、人工授精か体外受精、顕微授精を行います。

なぜこんなやり方をするのかというと、精子は尿中に置いておくと、浸透圧の関係でダメージを受け、容易に死滅してしまうためです。

逆行した膀胱内の精子を使用して顕微授精など行っても、いい結果が得られない（受精卵ができない）こともあるかもしれません。そういう場合は精巣精子を使用しての顕微授精も選択肢の一つとして考えます。それほど尿から受ける浸透圧は精子の質を低下させてしまいます。この場合の精巣からの精子回収は簡単で（精巣内では精子形成はなされているため）、痛みもほぼありません。

射精ができない脊髄損傷の治療

一般に交通事故や転落などで、脊髄損傷を受けられた方の多くは、射精ができません。一昔前までは、子供を持つことはあきらめるしかありませんでしたが、現在では可能性はずいぶん高くなっています。射精ができなくとも、直腸電気刺激にて精子を採取することが可能になったのです。ただこのやり方は日本では一般に認められていませんので、どこでも可能な手技ではありません。しかも、電気刺激で採取した精子の運動率は非常に低く、また刺激中に血圧が上昇するなどの合併症がついて回ります。また前立腺をマッサー

ジするやり方で前立腺圧出液中の精子を回収する方法もあります。しかし、圧出液の量には個人差があり、上手く出る方もいれば、ほとんど出ない方もおられます。

このような場合は、「精巣の精子」もしくは「精巣上体にある精子」を採取する方法が有用です。ただし常に車椅子に乗られていると、精巣の温度が上昇し、精子を造る機能が低下します。また精子を採取できても1回の顕微授精で上手くいくとは限りません。

私見としては、精子の質の点から考えても、また精子回収の可能性の高さから考えても、奥さまの採卵と精巣精子回収術を同時に行う、「新鮮な（凍結・融解を経ない）精巣精子を用いた顕微授精」をお勧めします。

勃起不全（ED）は内服薬で劇的に変わる

勃起不全に関しては、心理的なもので勃起しない場合がほとんどです。もちろん糖尿病などが原因で勃起しない場合もあります。最近では効果てきめんの内服薬が数種類出てきていますので、試されるのが一番効果的です。それでも勃起しない場合、マスターベーションができるのであれば、それは人工授精の適応になり、妊娠は十分可能です。性行為となると勃起しないのだが、マスターベーションなら勃起するという方は少なくありません。

心理的な問題の場合、人工授精で妊娠・出産した後には、いつの間にかEDが治り、2人目以降は自然妊娠ができるようになる方も多いです。EDの原因は奥さまからのプレッシャーもあるのでしょう。「不妊ED」という単語もあるくらいです。排卵日以外は勃起に全く問題はなく、普通に性交渉ができるのに、排卵日となるとEDになってしまう方も多くいらっしゃいます。特に女性側が不妊クリニックに通院されている場合は顕著です。気長に構えて、まず人工授精にトライされるのも一つの手だと思います。

膣内での射精障害が増加中

また近年非常に増えてきたのが、射精障害です。特に膣内での射精障害を訴える方が多くおられます。いわゆる「中折れ」してしまう方には、EDに対する内服薬を試していただくのですが、それでも射精まで至らない方はよくおられます。この射精障害においては、マスターベーションで射精ができても、膣内では射精できないケース(膣内射精不能)が半分以上を占めます。原因としては、誤ったマスターベーション(布団に強くこすりつけることなど)や性交に集中できないことが挙げられます。日本では積極的に牡蠣エキス入りの漢方が用いられます海外でも問題になっています。

が、効果抜群という方はあまりお見かけしません。結局は人工授精による治療が必要になってくることも多いです。この射精障害に対しては時間をかけて夫婦そろって克服していくことが大事です。子供を早く欲しいという焦りは、ほとんどの場合いい結果にはつながりません。

体外受精、顕微授精の落とし穴

体外受精、顕微授精は不妊治療において、タイミング法、人工授精のあとのステップアップの最終段階ともいえます。特に不妊治療を手掛けるドクターの中には体外受精の有効性をかなり強調される方も多くいますので、光の部分だけでなく、落とし穴についても知ったうえで治療に臨みましょう。

再度簡単に説明しますと、精液を洗浄、濃縮して子宮に直接カテーテルを用いて送りこむのが、人工授精です。奥さまの卵巣から卵を採取してきて、その卵に精子をふりかけ、受精させるのが体外受精です。採卵は体外受精と同様ですが、その卵に針を使って1匹の精子を入れて授精させてやるのが顕微授精です。体外受精、顕微授精ともなると1回当たりの医療費が40万〜80万円と高額になります。

1回で皆さん成功すればいいのですが、妊娠率はおよそ30％、すなわち3人に1人弱しか成功しない医療です。成功率がこれほど低い医療は他にはなかなか見当たりません。またほとんどが自費診療となり、莫大なお金がかかります。

体外受精のプロセスは、0・排卵誘発 1・採卵 2・精子調整 3・受精および培養 4・胚移植からなります。

自然周期の排卵は通常左右どちらか一方の卵巣から1個のみです。しかし採卵した卵子が受精するとは限らないので、卵巣刺激を行い、数多くの卵を得たいのです。卵巣刺激によって、両方の卵巣の中で一度に多くの卵子が成熟します。採卵前に排卵してしまっては困るので、それを防ぐ薬も用いられます。

したがって、無理やりに両方の卵巣に多くの成熟卵を保持させ、排卵させずにいるという、普通ではありえない状態をつくります。ホルモンのバランスからいっても、相当にストレスがかかっている状態です。また、卵巣が強く刺激されているため、卵巣過剰刺激症候群の出現の可能性もあります。また採卵は膣から卵巣に向けて注射針を刺し、卵を回収してきます。

体外受精と簡単に説明されますが、いろんな段階があり、それぞれでいろんな合併症が

採卵方法の略図

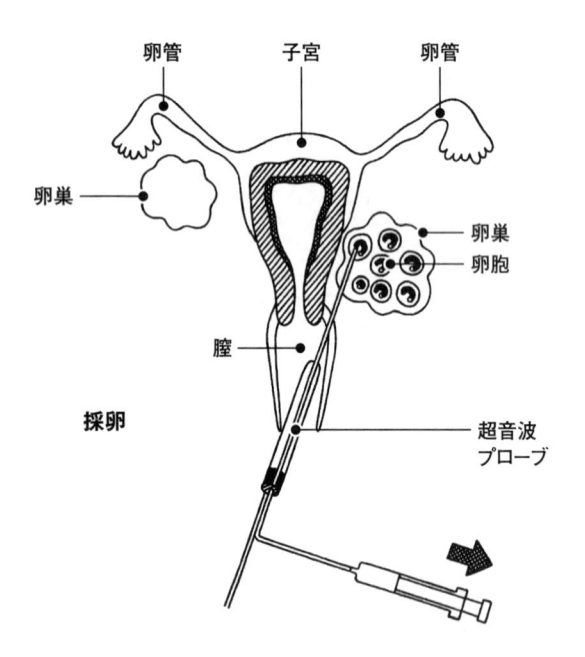

- 卵管
- 子宮
- 卵管
- 卵巣
- 卵巣
- 卵胞
- 膣
- 超音波プローブ
- 採卵

起きるリスクがあります。もちろんそれらを上回る成果が得られることは喜ぶべきですが、安易に考えないことです。特に女性は38歳を超えると、妊娠率は一気に下がりますので、悠長に構えている暇はありません。チャンスは逃すと後悔が大きくなります。ただし、きちんと長所短所を理解し、納得して、というのが前提です。

精子の形状で妊娠できるかがわかる

先ほど述べたように、乏精子症の場合には精索静脈瘤のような明確な原因がなければ、治療は非常に難しいのですが、少量の精子でもあるのとないのとでは大違いです。現在では人工授精、体外受精、顕微授精とステップアップしていけば、射精により精子が出てくる多くの方で子供を持つことが可能です。

治療法の選択には、多くは運動している精子の濃度で決定します。もちろん明確な線引きはありませんが、だいたいこの辺だったら、体外受精が必要とか、この値がなければ顕微授精というふうに婦人科医が決めていることが多いのです。もちろんすべて確率論ですから、患者さんにとってベストと思われるものを話し合いのもとに決めていけばいいので

す。疑問や希望があれば、臆することなく何でも主治医に尋ねるべきです。金銭的にも大きく変わってきますので、納得して一つずつ進んでいくことが大事です。

以前はこの顕微授精（ICSI）の際に、200倍から400倍の倍率で拡大して、ただ直進運動している精子を選んでいたのですが、同じように見える精子でもきっと質のいい精子と悪い精子があるはずだ、ということで、最近では6000倍という高倍率の顕微鏡を用いて、精子の形状を観察し、顕微授精を行うやり方IMSI（Intracytoplasmic Morphologically Selected sperm Injection）があります。

観察しているのは精子の頭部の空胞です。この空胞が小さいほど良好な精子と考えられています。ヨーロッパで始められた手技ですが、現在日本でも数ヵ所の施設が取り入れており、まずまず良好な結果を出しています。

無精子症でも精子はいる

精液検査で射出精液中に精子が1匹も見当たらない場合、これを無精子症といいます。精巣で造られていても射出された精液中に精子がいなければ、無精子症と診断されます。「無精子症＝精子ができていない」ということではありません。前述した種々の検査によ

IMSI

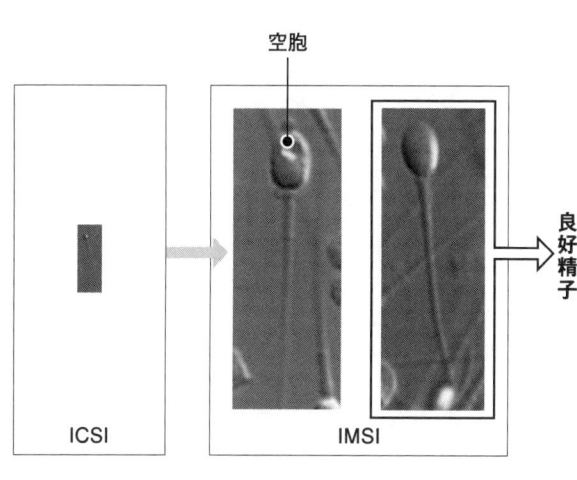

空胞

ICSI　　IMSI　　良好精子

り、精巣では精子が正常に形成されているのに、精巣上体や精管などの異常で、精子が射出精液中に出てこない場合を「閉塞性無精子症」と言います。

また、精巣の異常である場合を「非閉塞性無精子症」と呼びます。この二つに大別されますが、治療法はずいぶんと異なります。

診察ならびに検査でほぼどちらか判断することができます。中でも重要なのが、採血でのFSH（卵胞刺激ホルモン）値、精巣容量と閉塞起点の有無です。前章でも述べたように、多くの場合血清FSH値がその時点での造精機能の指標となります。単純にいうと、無精子症でFSH値が正常値

の範囲内であれば、精子は造られているのに射出精液に出てこない、「閉塞性無精子症」だと言えることが多いのです。

逆に、FSH値が非常に低い場合や非常に高い場合は、まず「非閉塞性無精子症」と見て差し支えありません。これに精巣の大きさ、閉塞起点の有無を考え合わせると9割程度は診断がつきます。

しかしながら、我々にとっても非常に困ることがあります。FSH値が正常値、精巣容量も正常、閉塞起点も見当たらない症例の中に、精子形成の途中の段階で完全に止まってしまう精子形成障害を認めることが少なからずあり、たとえば精子形成の分化が精母細胞、精子細胞などで停止する maturation arrest（成熟停止）がそうです。

「閉塞性無精子症」と診断しても約10％にこの maturation arrest（成熟停止）が含まれます。もちろん、この maturation arrest（成熟停止）は「非閉塞性無精子症」です。無精子症全体で見ると、15〜20％が「閉塞性無精子症」、80〜85％が「非閉塞性無精子症」です。

「閉塞性無精子症」の治療法は詰まっている場所をバイパスする、いわゆる「精路再建術」です。これにより射出精子の出現が期待でき、自然妊娠へとつながる可能性があextrapolateがあります

閉塞性無精子症に対する精路再建術は、自然妊娠が望めること、さらに複数回の妊娠を望む場合でも有利であることなどの利点があり、積極的に行われるべきだといえるでしょう。

ただし、この「精路再建術」は技術的になかなか難しい手術であると同時に、この手術をできる医師が多くいない現実があります。

「精路再建術」をするより、精巣や精巣上体精子を用いて顕微授精を行う方が、確実で簡単ですので、ほとんどの施設では後者が選択されます。患者さんが、きちんと説明を受けて、納得したうえでその方法を選択するなら問題はありませんが、多くの婦人科クリニックでは精路再建術の説明をしないまま、精巣精子を用いた顕微授精へとナビゲートしている感は否めません。

よくある「パイプカット」の手術を受けた後に、再婚などで再び挙児を希望され、「つなぎ直してほしい」と来られる精管精管吻合術（ふんごう）ですが、これは再開通率80〜90％、自然妊娠率は50〜60％と比較的良好な成績が得られます。

切断部位は触診にて容易に確認でき、つなぎ合わせることが可能か術前に判断できます。

しかしながら、精子が確認できない場合や閉塞期間が長い場合は開通率、自然妊娠率は低下してしまいます。また確実な吻合をするためには顕微鏡下での手術が必要となり、高い技術が要求されます。

精管切断後の長期間の精管閉塞に伴う二次性の精巣上体閉塞や破裂が生じることも稀ではなく、精管精管吻合術に加えて精巣上体精管吻合術を施行せざるを得ない場合もあります。こうなれば成績は悪くなりますが、通常、精管切断後の精路閉塞である場合、再建後の成績は良好ですので、まず精管精管吻合術を試み自然妊娠を待つべきだといえるでしょう。

精路再建手術は3〜5時間

精管精管吻合術は、他に両側の鼠径ヘルニア手術後の場合、内鼠径輪付近(へそ近くの比較的高い位置)で閉塞していることが多く、本症例に対する再建は利用できる精管の長さや状態、手技的な難しさの点から術前に吻合可能かどうかの判断は大変難しいです。また、閉塞期間が長いと術後の開通率はあまり芳しくないので、術前にART(体外受精、顕微授精)の併用も十分考慮

顕微鏡下精巣上体精管吻合術

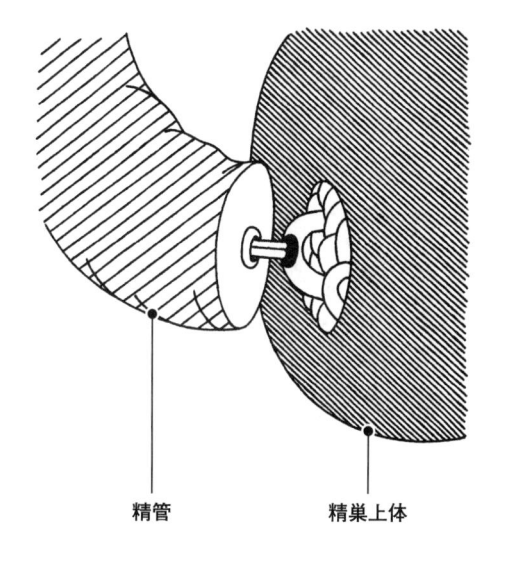

精管

精巣上体

しておく必要があります。

精路再建術としては、他に精巣上体精管吻合術があります。精巣上体炎、副鼻腔気管支症候群の一つであるヤング症候群、先天性のものなどが挙げられます。精子の見られる精巣上体管と精管を端側吻合する（精管の断端と精巣上体管の側壁とをつなぐ）ことが多いのですが、開通率は40〜70％、妊娠率は30〜50％です。精巣上体精管吻合術中に精巣精子や精巣上体から流出する精子が採取できる場合には、凍結保存し、開通しない場合には体外受精、顕微授精にも移行できるよう備えておくべきだといえます。

このような精路再建術においては、高度な技術の必要性、再建術において期待される開通率、自然妊娠率あるいは配偶者の年齢などを鑑みて、体外受精、顕微授精の併用も含めた他の治療法についても説明し、カップルに対する十分なインフォームドコンセントが重要になります。

本音を言うと、私自身、精管精管吻合術は症例の増加によって成績は向上していますので、積極的にお勧めできます。しかしながら精巣上体精管吻合術はさらに細かい吻合が必要で、成績はあまり良くありません。ということで、さらなる挑戦は必要ですが、現時点では精巣上体管の閉塞が予想される症例は、精巣で精子が造られているかを確認するため

（精母細胞で停止してしまう maturation arrest〈成熟停止〉でないことを確認するため）、5mmほどの小切開で、また10分程度で施行できる精巣生検を行い、同時に精子が存在すればそれを凍結保存し、顕微授精に用いられるようにしておいたうえで、患者さんの同意があれば、精巣上体精管吻合術へと進む流れをとっています。正直言ってそれほど難しい手術です。手術時間は精管精管吻合で両側施行して3時間程度、精巣上体精管吻合は5時間程度と考えてください。

精路再建術が最も進んでいるのはアメリカです。しかしアメリカにおいても素晴らしい技術を持ち、自分がその疾患の際にお願いしたいと思える成績を出しているドクターは両手で数えられるほどです。また、費用がとんでもない額です。私の知る限り、あるエキスパートのいる施設では精管精管吻合術が約3万ドル（約250万円）でした。

日本でも、数人は非常に得手としているドクターがおられますが、その数は年々減少傾向にあります。その理由は医師が高齢になると顕微鏡下の長時間手術を徐々に敬遠する方向になっていくこと、きちんとしたトレーニングを積めるチャンスがないことなどが挙げられます。

費用は精管結紮（パイプカット）後であれば、根本的には保険適応とならず、自費で40

万円程度、保険適応であれば自己負担は10万円程度でしょうか。オーストラリアにおいては精管結紮（パイプカット）される男性が非常に多く、その分、精管精管吻合術の機会も増えるのですが、ART（体外受精、顕微授精）の自己負担がほとんどないため、この精路再建術はまず行われません。それでも自然妊娠を目指したいという方に細々と行われています。

ちなみに成人男性で避妊手術としてパイプカットを受けている人口の割合はオーストラリアで33％、アメリカで13％、日本は1％以下です。これほどまでに差があるのには驚きです。

私はこれらすべての国で本術式を体験しましたが、一番腕がいいのは、やはり症例数の多いアメリカです。しかしながら、一番この手術に向いているのは比較的器用な日本人医師だと思います。私も含めて、さらに症例数を増やすことにより、本術式に熟練する医師が次々と出てくることを期待します。治療が上手くいけば、女性側の負担はほぼなくなるわけですから。

精巣を切開する精子回収術

精路再建が必要となる疾患

精管精管吻合術

精管切断術後
小児鼠径ヘルニア手術後の精管閉塞
先天性精管形成不全
原因不明

精巣上体精管吻合術

精巣上体炎の既往
ヤング症候群（精巣上体頭部閉塞）
原因不明、先天性
精管閉塞による二次的閉塞

女性側が比較的高齢（たとえば40歳以上）で女性側因子がある場合は、精路再建術より、手っ取り早く精巣もしくは精巣上体から精子を採取し、それを顕微授精に用いる手段もあります。閉塞性無精子症の場合、精巣では精子が造られているわけですから、精巣を切開して精子を取り出してくることは比較的簡単です。

経皮的に（体の外から）針でついて取り出してくるやり方（needle TESE：needle Testicular Sperm Extraction）や、非常に小さい切開（5mm程度）によって、きちんと目で確認しながら精子を採取するやり方（simple TESE：simple Testicular Sperm Extraction）があり

ます。日帰り手術で可能です。どちらも局所麻酔で十分対応できます。時間としては10分程度、費用は保険適応外で15万円程度でしょう。

ただ採取するのは精子そのものではなく、精細管という精子が造られる管ですので、これをばらして精子だけにする作業が必要です。また凍結が必要なら凍結に対する手技代もかかってきますので、実際の自己負担はもう少し大きいものになります。

術後の痛みについて男性の方は特に心配になるでしょう。実際のところ精巣白膜の外側にある精巣白膜というのが猛烈な下腹部の痛みの原因箇所となります。この精巣白膜の切開距離はほぼ3㎜程度ですので、術後1日程度は下腹部に響くような痛みがありますが、軽いことがほとんどです。この切開距離が長ければ長いほど、痛みは大きいように感じます。すなわち熟練した医師が行う方が痛みは小さいものになるでしょう。

もう一つ精巣上体から精子を取り出す方法があります。本来精巣で造られた精子の運動率は30％程度ですが、精巣上体を経由することにより、運動率が一気に80％程度まで上昇します。精巣上体は精子を元気にさせる臓器なのです。実際に顕微授精を施行する際は精子の動きを止めますので、動いているかどうかはほぼ関係ないと言えば関係ないのですが、もともと非運動精子を用いた場合の顕微授精の成績はとても悪いので、動いている精子を

選びたいのが本音です。

こういった理由から精巣上体から精子を取り出してくる手技が行われることもあります。これも経皮的に針でついて取り出してくるやり方（PESA：Percutaneous Epididymal Sperm Aspiration）と、3〜5cm程度陰嚢皮膚に切開を行い、手術用顕微鏡を使って精巣上体管をきちんと確認しながら精子を採取するやり方（MESA：Microsurgical Epididymal Sperm Aspiration）があります。

精巣上体を3つの部位に分け、精巣側から順に頭部、体部、尾部といいますが、もちろん尾部で精子の運動能力が一番高くなります。臓器はどこでもそうですが、切開すると炎症が起こり、自然治癒しようとします。たとえば精巣上体管から精子回収をすれば、その結果精巣上体管の閉塞が起こりえます。また精巣上体に感染が起こると、発熱し、大変なことになりえます。もともと精管に閉塞があるためにこの術式にて精子回収ができたとしても、次の治療を考える際に、閉塞箇所が2ヵ所となってしまう可能性があり、また精巣上体精管吻合においては尾部、体部、頭部の順に再開通率の成績が悪くなりますので、十分に注意が必要です。

こういったことをあまり考えず、精巣上体精子採取を勧める婦人科医もいますが、絶対

に精路再建術は受けないという確信がない限り、本術式は避けるべきでしょう。閉塞性であれば、精巣精子であっても大量に採取できます。また、その中で運動精子を容易に選ぶことができ、顕微授精に用いればいいのですから。

閉塞が起こってから30年などの長期間が経過し、造精機能が低下、精巣精子もほとんど不動精子の場合は、精巣上体精子を採取することも考えられます。ただし一般的に、精巣精子を用いた顕微授精の成績と精巣上体精子を用いた成績において有意差はありませんので、精巣精子を採取する方が、後悔はないと考えます。

この精巣精子を用いた顕微授精には、ご主人の精巣精子採取（TESE）の日に奥さまが採卵するという新鮮精子を用いた顕微授精と、一度採取できた精子を凍結しておいて、奥さまの採卵に合わせて融解を行う顕微授精があります。この二つの方法における成績の有意差ですが、現段階では、閉塞性無精子症の場合には「有意差はない」と言えます。

したがって、ご主人のTESEの日に合わせて奥さまが採卵する必要はないと思います。

ただし、精子を凍結、融解させることはさまざまなダメージを与える可能性があります。

たとえば、同じ閉塞性無精子症の中でも、脊髄損傷による場合は、常時車椅子に座っていることで、精子を造る機能の低下や、精子の質が低下していることが考えられます

ので、新鮮精子を用いた顕微授精の方が有利に働くことは大いに予想されます。

しかしながら、一般的に閉塞性無精子症であれば同時に採卵する必要はまずありません。これは非閉塞性の場合とは多少異なってきます。ましてや血清FSH（卵胞刺激ホルモン）値や精巣容量が正常値であっても、閉塞起点が診察で見出せない場合、精母細胞などで精子形成が停止してしまうmaturation arrest（成熟停止）で精子が回収できない場合がありますので、まずご主人だけに頑張っていただいて、精子回収といういい結果を出し、その後奥さまが採卵の準備に入る、これが理想的でしょう。

場合によっては、先述したように、精子が採取できるということは精路再建術を行って自然妊娠を目指すことが可能なので、ここで一呼吸おいて、ご主人にもう1回違う手術を頑張っていただくことも考えられてもいいと思います。

非閉塞性無精子症のタイプ

現在のところ、「非閉塞性無精子症」で根本的な治療（射出精液中に精子を多く出現させる）が可能となるのは血清FSH（卵胞刺激ホルモン）値、LH（黄体化ホルモン）値、テストステロン値が極めて低い場合と、低ゴナドトロピン性性腺機能低下症の場合のみで

この場合はFSH製剤やhCG（ヒト絨毛性ゴナドトロピン）製剤を投与することにより（いわゆるホルモン療法）、精子形成が大いに期待できます。この低ゴナドトロピン性性腺機能低下症は生まれつきの「一次性」と、生まれてから発症する「二次性」に分かれます。二次性の場合は、治療により射出精液中に精子が出現してくることが多くの場合期待できます。一次性の場合でも約半数以上で精子形成が起こり始めます。ただしこの低ゴナドトロピン性性腺機能低下症は頻度が一般男性の1万人に1人と非常に低く、「非閉塞性無精子症」のうち1％以下です。

治療の多くは、基本的にhCG製剤だけでスタートします。この注射を週に2～3回行います。最近では自己注射ができるようになり、練習次第で簡単に行えます。基本的には6ヵ月hCG単独投与を行った後、精液検査などでフォローしながら、必要があればFSH製剤を追加していきます。治療していて、劇的に良くなっていくのがわかる疾患です。

ただし、治療前の精巣容量（個人差があります）が造精機能の回復度合いに依存しますので、もともと精巣容量が非常に小さい場合は精子が射出精液中に出現してこないこともありますし、出てきたとしてもなかなか正常値まで達しないこともあります。そういった場合は精巣精子採取もしくは体外受精、顕微授精が必要になる可能性もあります。見極め

が大事ですが、治療を開始して1年が目安です。

次に、血清FSH値が高値をとる、最も多い「非閉塞性無精子症」の場合についてです。無精子症の80％近くがこのタイプです。前章でも述べたように、血清FSH値の上昇は「原因」ではなく、造精機能の低下の「結果」ですので、この値を下げることに意味はありません。この場合は根本的な治療法は現在のところありません。

しかし、この「非閉塞性無精子症」の一部の方は、実はほんの少しだけ造精機能を有している場合があります。混乱されるかもしれませんが、精子の通り道である精路は想像以上に長く（40㎝あります）、その過程で精子は容易にダメージを受け、死に絶えてしまいます。一部分の精細管では精子形成していても、射出精液にまで出てこない症例が何割か存在するのです。つまり射出精液中に精子が出てくるには、精巣でかなりの量の精子が造られる必要があります。

精巣内には精細管は1000〜1300本程度あり、それら精細管は非常に不均一であることが多く、上手く精子形成が行われている管もあれば、ほとんど行われていない管もあります。

ちなみに一般的には、精液検査で正常値の男性においては、ほぼすべての精細管で精子

形成はされています。

太く、蛇行し、白濁している精細管に精子がいる

この精巣内の不均一性は1995年ごろにわかっていたことなのですが、どの精細管で精子が造られているのか、それとも造られていないのかは不明のままでした。そこで、1998年にニューヨークのコーネル大学のグループがその精細管の形態を手術中にリアルタイムで観察し、その一本一本に精子がいるかを確認する作業をしたのです。この精細管は非常に細く、肉眼では鑑別ができないので、手術用の顕微鏡を用いて、15倍程度に拡大して観察しました。そうすることで、「太く、蛇行していて、白濁している」精細管には精子がいる確率が、そうでない精細管に比べて、より高くなることを報告しました。

これが「顕微鏡下精巣精子採取術 (micro TESE : microdissection Testicular Sperm Extraction)」と呼ばれるものです。日本ではなぜかMD−TESEと呼んでいますが、この呼び方は日本だけで、世界的にはmicro TESEと呼んでいます。それまでは無作為に精巣から何ヵ所も精細管を採取し（これをmultiple TESEといいます）、たまに精子がいればそれを用いて顕微授精していたのですが、この技術により成績は一気に上がりました。つ

い10年少し前のことです。日本でも2000年あたりからこの術式が取り入れられましたが、未だに数十人程度の専門医のみが手掛けているにすぎません。

この手の顕微鏡下手術には抵抗のある医師もおり、また若手の人材不足もあって、なかなか普及していません。何より、不妊治療を行ってきたのは圧倒的に婦人科医という歴史的な事実もあり、ついこの間まで無精子症で非閉塞性であればAID（非配偶者間の人工授精）という選択肢が勧められていました。今でも間違った情報を患者さん夫婦に与えてしまう医師もいるように感じます。

私自身、2003年から2005年までニューヨークに滞在し、コーネル大学と共同研究をしていたこともあって、つぶさにその手技を見て日本に帰国しました。帰国当初は同じようにやっても精子回収率があまり良くなく、人種の違いのせいか、とも考えましたが、やはり責任のある立場で、症例数を重ねることにより、この精子回収率は45％程度にまでアップしてきました。

また、かなりの症例数をこなさないと、精細管を見る目が養われないのは事実で、これをいかに後輩医師に伝えていくかが非常に重要です。ちょうど日本に上陸してから10年となりますので、熟練医師が独占するのではなく、そろそろ次の世代を育成していかなくて

はいけない時期であると考えています。それだけこの手技は医師の間で成績に差が出るものだといえます。

顕微鏡下手術の効果と問題点

そもそもこの術式が導入された理由は精子回収率の高さが求められていたことはもちろん、たくさんの精細管を取っていた以前のやり方に比べて、採取する組織量が非常に少なくて済むこと、その結果、男性ホルモンの低下が防げるということ、また精巣に栄養を供給している動脈は結構少なく、やたらたくさんの切開を加えることで生じる血流障害を少しでも小さくしようとしたことなどが挙げられます。

もちろん精巣の半分程度を採取し、それを全部調べれば精子回収率は上がりますが、その反面、合併症が増えるのは事実です。できるだけダメージを少なく、また合併症を起こさずに、精子回収率は高める、これが究極のやり方です。医師によってはたくさんの精巣組織を取って、すりつぶせば何匹か精子が得られるだろう、という考え方の人もいますが、合併症のことを理解しなくては患者さんの不利益につながってしまうのです。

外来にて、他院で行われた micro TESE の術後に調子が悪いということでセカンドオピ

ニオンを聞かれることがあります。治療後の精巣を超音波で診ると、精巣が萎縮していたり、男性ホルモンが低下してしまっていたりすることがあります。

泌尿器科で治療されている場合は問題ないことが多いのですが、困るのは婦人科で治療されている場合です。もちろん専門外の医者に多くを求めることはできませんが（私に食道がんの手術をしろと言われてもできません）、少なくともやるからには責任を持っていただきたいと思います。

仕方がない場合もあるでしょうが、明らかに無知であるがために引き起こしてしまった合併症があります。患者さんにとっては術後の人生の方がずっと長く、この先延々と引きずっていく可能性があるわけです。精子回収するためには何をしてもいいわけではなく、極めて適切な治療が必要です。もちろん男性不妊を手掛けるすべての婦人科医に問題があるというわけではなく、きちんと習熟されているドクターもたくさんいます。このようなことを述べると語弊があるかもしれませんが、生殖医療に詳しくない泌尿器科医がmicro TESEを行うのも大きな問題があり、また解剖学的なことや内容をよく理解していない婦人科医が手を出すのも問題です。まさにスペシャリストの養成が必要なのです。

手術前に精子の有無を予測できるか

さて、いくら医師の腕が熟練していたとしても、全く精子が造られていない精巣から精子を採取することはできません。すなわち、非閉塞性無精子症の中にも精子形成が行われているタイプと、全く行われていないタイプがあります。

「まずまず」精子形成が行われていれば、射出精液に出現してくるので、「わずかに」精子形成があるタイプ、となります。ただ、この場合でもそのいい精細管を見つけられないこともありえますので、おそらく50％程度は非閉塞性無精子症であっても局地的に精子形成は実際に行われている、と考えていいと思います。この半分の方を術前に選別できればいいのですが、これがまだできないのがこの術式の一番の問題点です。

さまざまな術前検査の値を入力し、「精子回収できた群」と「できなかった群」に分けて検討を繰り返してみますが、残念ながらまだ精子回収成功予測因子は見当たりません。

すなわち、現時点では非閉塞性無精子症全員の方にこの手術の説明をし、「採取できる確率は半分以下ですが、やってみますか？」と尋ねるしかありません。

これは、患者さんの立場からすると非常にしんどい状態です。なぜならば、精子が全くいない方にもメスを入れることになるからです。絶対的に無理であろうという場合を除い

て、ほとんどの場合、「精子が造られているかもしれない」というフィフティ・フィフティの予測の元に手術を行っているのです。無精子症になっている原因さえ特定できれば、無用な手術は避けられるのですが、この原因がほとんどといっていいほどわかっていません。なんとか実際に手術を行う前に、確実なことが言えないかと思うのですが、この分野においてはまだ研究の余地があると言えます。

精細管からの精子採取の実際

micro TESE は非常に新しい術式で、まだ保険適応がありません。よって自費診療となります。価格は30万〜50万円程度でしょう。アメリカでは1万7000ドル（約140万円）もしますので、これでもずいぶんお手頃な価格です。手術は局所麻酔でも可能ですが、時間が長くなることもあり、患者さんの負担も増えることを考えて、日本では全身麻酔で施行されるところがほとんどです。実際数年前まで私自身 micro TESE においては全例全身麻酔で行っていました。

現在、私は閉塞性無精子症に対する simple TESE でも非閉塞性無精子症に対する micro TESE でも、すべて局所麻酔で行います。このメリットとしては患者さんと話をし

ながら手術を進めることができるところにあります。顕微鏡の画面を映し出し、直接患者さんにも見ていただきます。全身麻酔だとどうしても密室の医療になり、こういった宝探し的な治療の場合（いないことの証明は非常に難しいため）、途中で妥協が生じてしまいがちです。そこで、どんなことが行われているのかを理解していただき、納得していただくために局所麻酔を用いています。

具体的には精索ブロックというやり方です。術中痛がる方はほとんどおられず、安全に行えます。どんな手術がなされているかわからないまま、麻酔から覚めて「精子はいませんでした、残念でした」と言われても納得できないことがあるのではないでしょうか。だからこそあきらめきれず、2回目、3回目の micro TESE を受けに遠方まで行かれる方がおられるのではないかと思います。もちろん中には絶対見たくない、怖いのでいやだ、という方もいますので、その際は当然ながら配慮をいたします。

精子の有無を確認する検鏡に時間がかかり、片方の精巣から少なくとも10ヵ所は見ると、終了まで1時間程度かかります。両方やると2時間弱程度かかってしまいます。もちろん十分な精子量が確保できれば20分程度で終了することもあります。特にクラインフェルター症候群患者においては精巣が非常に小さいこともあり、勝負は比較的早く、両側やって

もー時間かからないことも多いです。慣れてくると精細管の表情（表現が難しいですが……）で精子が存在しそうか、そうでないかが短い時間でわかるようになってきます。手術時間は最長でも両側で2時間以内です。アメリカにいる際は非常に高い価格であるせいかどうかわかりませんが、長い際は4時間以上かけることもありました。しかしながら、傍らで見ていて、手術開始2時間以上過ぎてから精子回収できる症例はまずありませんでした。

術者としては最初の顕微鏡をのぞく「ぱっと見」でだいたい想定できます。最近ではほとんど結果を外さないようになってきましたが、やはり例外はあるもの。絶対採取できると見込んだ、非常に精細管が不均一であった症例において、いくら検鏡してもらっても精子が全くいないということもありました。250例やって初めて経験することもありました。本当にすべて型にはまるというわけではなく、奥が深いのです。

片方の精巣で精子が回収できない場合、もう片方の精巣も開きます。このようなケースの中で、もう片方で精子が見つかる場合が今までの経験上5〜10％程度ありますので、患者さんは少ししんどいかもしれませんが、片方だけでやめるにはちょっともったいない気がします。

皮膚切開は陰嚢部に約3㎝ですが、陰嚢皮膚はしわしわで痛みはほとんど感じません。しかしながら精巣の外側の白膜というのが一番の問題で、この膜の切開がmicro TESEの場合、どうしても長くなることもあって（精細管をクリアに観察するためには大きな切開が必要）、術後の痛みはかなりあるようです。いろいろ工夫をしていますが、全く痛みは無かった、と言われる方はほとんどおられませんので、ある程度の覚悟は必要です。ほとんどの方が「金玉を蹴られた後のような痛み」と表現されます。5〜6日くらいは違和感も残るようです。仕事は翌々日からは可能としています。欧米では日帰り手術ですが、日本では1泊させる施設があります。私の場合は日帰り手術で行っています。

合併症としては陰嚢に血腫ができてしまうことがあり、この場合は腫れが生じます。200例やると1例はこういったことが起こりえます。あとは男性ホルモンの低下が挙げられますが、もともとの男性ホルモンが正常値だった方はほとんど大丈夫です。しかしながらクラインフェルター症候群の方のように、男性ホルモンが術前から非常に低値を示す方は、さらに低下する可能性が高くなります。男性ホルモンがあまりに下がると、勃起不全（ED）、メタボリックシンドローム、骨粗鬆症、性欲低下などが起こりえます。術後は定期的な採血によるチェックが必要となります。

この手術をできる医師は非常に少ないため、私のもとには遠方からも来られますし、また2回目、3回目の方も来られます。特に、1回目で精子採取できなかったから、今度は医者を替えてやってほしい、と来られるのですが、1回目の手術が熟練者の行うmicro TESEであった場合の2回目では、まず精子採取はできません。1回目がmicro TESEでない場合は、精子回収の可能性はまだあります。1回目がmicro TESEという作業による精巣へのダメージはかなり大きく、あまり期待できません。最初のmicro TESEでわずかに精子が回収できたのだが、数回の顕微授精ですべて使い果たしてしまった場合にも2回目というのは考えられます。しかし、1回目での状態にもよりますが、非閉塞性無精子症の場合、1回目により良い状態の精細管を採取している分、2回目では1回目と同じようには取れない可能性があることを十二分に理解していただきたいと思います。

もともと精子が少ししか造られていなかった精細管を採取してしまうわけですので、もう精子が採取できない状況は大いにありうるわけです。アメリカでは凍結精子をほぼ使用しないため、採卵のたびに、micro TESEを繰り返し行うことがあります。5〜6回までは男性ホルモンの低下などの合併症は出ないようですが、何よりもご主人の負担が大きく

なります。どうしても、と言われる方には手術しますが、繰り返すことにより、精子回収の可能性はどんどん低くなります。あきらめきれない気持ちはよくわかりますが、事実として熟練者が micro TESE を行い、精子回収できなかった後の2回目の micro TESE での精子回収の可能性はほぼ0といえます。

精巣精子を手に入れることができ、最初のハードルですが、これですべてが解決するわけではありません。次に顕微授精が待っています。やはり正常男性の射出精子を用いての顕微授精の成績と比べると、かなり落ちるといわざるを得ません。1回の顕微授精で妊娠できる確率は20～30％と考えていただいていいと思います。

上手くいかなければ、凍結精巣精子が尽きるまで、顕微授精を繰り返すのですが、精子を採取できても子供を持てない方が30～40％おられます。いろんな理由がありますが、やはり一番の理由は精子の質の悪さ、女性側因子（卵子の質の低下）といったものです。こういった場合には、micro TESE で採取できなかった場合に比して、金銭的負担は莫大（ばくだい）なものになります。

micro TESE で運動精子がまずまず採取できた場合は、こちらも「よしっ！」と思うわけですが、逆に少量採取できたが、すべて非運動精子であり、結果として妊娠できないの

であれば、患者さんの負担を大きくしただけとなってしまいます。精子が1匹もいなくて、精子細胞だけが存在するという状況はほぼありえませんので、こういった運動精子が得られない場合にのみ後述する精子になる以前の精子細胞を用いた顕微授精という挑戦が考えられます。しかしながら、精子細胞を使用するよりも質のいい精子を回収することが一番大事であり、そのためには良好な精細管を必死で探しだす、これに尽きます。

精子形成における遺伝子研究

精子形成にかかわる遺伝子は2300ほど存在すると言われています。そのうち現時点で判明しているのが500程度です。調べ尽くされていると思われがちですが、まだまだ未知の分野なのです。無精子症になる、という特定の遺伝子の変異を発見すれば、それが診断のツールになりえるので、現在も研究を継続中ですが、ひとつひとつの作業に莫大な時間と労力、金銭がかかり、なかなか思うようには進まないのが現状です。

その中にあって第二章でも述べたAZF遺伝子領域の微小欠失の有無は有用なマーカーの一つとなりました。AZFのa領域、b領域の欠失があればまず精子回収の可能性はありません。世界で最もmicro TESEの盛んなアメリカのコーネル大学でさえ、AZFa、 b領域の欠失の診断のついた患者さんにも、未だに手術を行って精子回収を試みていますが、分母は増えていっても分子は0のままです。逆にc領域の微小欠失がある場合、精子回収率は70％を超えています。これは非常に面白いデータです。

私の場合、AZFa、b領域の欠失の場合はもうmicro TESEは行いません。すなわち、非閉塞性無精子症に対してmicro TESE前にAZF遺伝子領域の微小欠失の有無を調べることは必須と考えています。ただこの検査を行っていない日本の施設は非常に多く、驚くべきことです。またAZFaが完全に欠失しているような症例に対して（たとえば46XX maleに対して）micro TESEを施行することは、患者さんにいろんな意味での痛みを与えているにすぎないことになります。

また第二章でも述べましたが、DAZという遺伝子領域は、AZFc領域の一部であり、このDAZ領域の検査をすることはほとんど意味がありません。それだけでなく、DAZ（−）の場合は逆に精子が採取できる可能性が高くなる場合だってあるわけです。それにもかかわらず、ある婦人科でDAZ（−）だから子供はあきらめてくれと言われたと、訴えてくる患者さんもおられます。

症例をたくさん経験すればいろんなことがわかってきます。たとえば染色体異常のある

方、特にクラインフェルター症候群の方は、以前は絶対不妊といわれていましたが、micro TESEを施行すると、染色体異常なしの非閉塞性無精子症の方に比して、精子回収率は55％と高くなります。そうです。クラインフェルター症候群の方が精子回収率は高いのです！

精子以前の細胞での顕微授精は成功率が低い

日本の患者さんから精子細胞での顕微授精は可能かとよく質問されます。海外にいるときは全くなかった質問です。インターネットなどでこの手の情報は氾濫していますが、多くが実際の医療とは少し異なっています。

先にも述べたように、精子形成というのは精子の祖先である精祖細胞から精母細胞、精子細胞、精子へと細胞分裂を繰り返し、74日間かけて行われます。理論的には精子細胞以降であれば、顕微授精を用いての妊娠は可能です。しかしながら、精子細胞を使う機会はほとんどありません。世界中のデータを見回しても、ヒトにおいては精子が見つからないが、精子細胞が見つかるという症例はほとんどないのです。藁にもすがる気持ちで、精子細胞を用いての治療にこだわる方がおられますが、残念な

がが該当するのはごくごく一部の方だけです。
maturation arrest（成熟停止）という病態がありますが、これは精子形成の過程が途中で止まってしまうものです。ほとんどが精母細胞までで停止します。ごく一部、円形精子細胞（精子細胞のうち前期のもの）で止まるものもありますが、これは私の経験上、非閉塞性無精子症約100例に1例程度です。残念ながら受精や妊娠の可能性の比較的高い、後期精子細胞で止まるという maturation arrest（成熟停止）は皆無です。それだけ精母細胞から精子細胞への壁が高く、それを越えるとあとは比較的スムーズに精子にまで成長していきます。

　もう少し専門的な話をすると、精子は見つかったが、なかなか受精してくれない、妊娠してくれないということはよくあります。非閉塞性無精子症の方の精巣精子はやはり一般の射出精子に比べると、質が良くないことが多く、受精率も下がります。micro TESE で素晴らしい精細管を見つけても、運動精子がいないときは、特にこの受精率は低いものとなります。採取した精細管をすべてばらして観察しても、非運動精子もしくは奇形精子しか得られない場合は、後期精子細胞の出番となるかもしれません。このことに関しても、まだ研究の余地があります。

現段階では、精子細胞を用いての治療の機会がそれほど頻度の高いものとは考えられないため、まずは全力で精子を見つけにいく、その結果良好な精子が得られなかった場合に限り、考慮されるべきものであり、頻用される治療法ではないと考えています。

不妊治療にまつわる日本の法整備の遅れ

先に閉塞性無精子症の場合は凍結精子を用いても新鮮精子を用いても結果にほぼ差は出ないと述べましたが、非閉塞性無精子症の場合はずいぶん異なります。なんとか精子を回収できたとしても、やはり造精機能の低下した精巣で造られる精子は、質が良くないことがわかっています。これを凍結、融解することにより、質の良い精子が減少または無くなったりする可能性があるわけです。アメリカやオーストラリア、ヨーロッパでは非閉塞性無精子症の場合、凍結精子を用いることは稀です。必ず奥さまから採卵すると同時にmicro TESE を行います。新鮮な方が結果もいいことは証明されています。しかし、日本ではほとんどの場合凍結精子を用いての治療が行われているのが現状です。

それはなぜなのか？

日本には日本の問題点があります。それは、精子バンクの問題です。日本では精子バンクは存在せず、非配偶者間の人工授精のための認定施設があるだけです。アメリカやオーストラリアでは micro TESE で採取できないときにはこの精子バンクを使用することも多いのです。顔写真、学歴、人種、性格などを選ぶこともできません。

日本においてこのシステムがないということは、奥さまの採卵が全く無駄に終わる可能性があることを意味します。可能性というよりも、50％以上は無駄になってしまうのです。micro TESE は非閉塞性無精子症の根本的な治療ではなく、単に宝探しをしているようなものです。宝があるかどうかわからないのに、高額のお金をかけて、しんどい思いをしてその受け皿を作っているかたちになります。micro TESE で精子が見つからないということは現時点では治療の終焉を意味しますし、将来の万能細胞を用いた精子形成などに思いを馳せて採取した卵を凍結することはあまり意味がないことでしょう。

精子回収率が70％程度あれば、それこそ、奥さまにも新鮮精子と凍結精子を用いた顕微授精の成績をお見せし、納得していただいたうえで、micro TESE と同時の採卵をお勧めしたいところですが、現時点で micro TESE、精子回収率は45％程度ですので、どうしてもそこまではできません。よって日本ではまず micro TESE、精子が存在すれば精子を凍結。次に奥さま

の卵巣刺激、採卵、という流れで進んでいくのが通常です。中には、ほぼ全例 micro TESE と採卵を同時に行っている施設もあります。卵巣刺激にかかる費用が保険適用になって、もう少し金銭的にも受け入れられるようになれば、積極的に考えられるべき方法だと思います。

もう一つ問題点があるとすれば、それは婦人科主体の不妊クリニックが男性不妊専門医とどう連携を取るかです。奥さまの採卵の日程は微妙に調整することはできますが、大きく動かすことは困難です。男性不妊専門の常勤医がいれば、全く問題はないのですが、そのような施設はほとんどありません。あっても大学病院という大きな施設となり、こういった病院は休日にも診療をするなどといった小回りが利かず、逆に不妊治療臨床には不向きです。

奥さまの卵巣刺激を行い、採卵の日程が決定した時点で、micro TESE ができる男性不妊専門医がすぐ見つかるといった状況はなかなか難しいものがあります。こういった社会的な理由からも、新鮮精巣精子を用いた顕微授精が行われずに、精巣精子が凍結され、時期をおいて奥さまの採卵、顕微授精が行われるのです。

小児期の停留精巣が男性不妊につながる

男児の精巣は、胎児期(妊娠3ヵ月頃から9ヵ月頃まで)に腹腔内から陰嚢まで下降し、通常生まれる際には陰嚢内に位置します。停留精巣の頻度は低出生体重児では20%と頻度が非常に高く、小児期に手術を受けた方も多いことでしょう。先述したように、陰嚢内に降りると温度が下がります。長期間放っておくと精子の幹細胞が障害を受け、成人した際に乏精子症や無精子症になることがあります。

1歳半の健診で大概は見つかりますが、成人しても停留精巣のままで、不妊で受診され、初めて判明することもあります。片側だけのこともあれば、両側停留精巣のこともあります。小児期に停留精巣の手術既往がある場合は補助生殖医療に頼ることも考慮しなければなりません。精子濃度や運動率を上昇させるのは困難です。

また無精子症の場合、micro TESEが非常に有効です。私のデータでは精子回収率は80%を超えており、非常にいい適応です。成人で停留精巣の場合は、まず精巣を陰嚢内に固定する手術を行います。そうすることにより、造精機能が回復し、無精子症であっても、術後に射出精液内に精子が出現することがあります。ただしこうなるまでには半年以上の

時間がかかることが多く、固定術前に micro TESE することも考えていいかもしれません。もちろん固定術後1年間精液検査を行い、無精子症が続く場合には時期を見て micro TESE を行い、精子回収します。

成人の不妊を主訴とする停留精巣における治療方針としては非常に難しいところですが、奥さまの年齢などさまざまな点を考慮してご夫婦と相談のうえ決めています。停留精巣は精巣がんになりやすいこともわかっており、陰囊内に固定することにより、自分自身で大きくなってきていないかチェックすることができます。いろんな意味で放置しておくことはいいことではありません。

精巣がんによる男性不妊

精巣がんは10万人当たりの発生率がおよそ1人とさほど多い疾患ではありませんが、15～34歳の男性においては最も多い悪性腫瘍です。精巣がんはほとんどが精細管の上皮細胞から発生するので、精子形成は当然低下します。片側だけであれば、もう一方あるから大丈夫と思いがちですが、いろんな影響から精子濃度は相当悪くなり、時には無精子症となります。

またこの腫瘍の特徴として、痛みを伴わないため、発見が遅れることが多く、精巣摘除に加えて、抗がん化学療法を追加で行うことも多いのです。ここで大事なのが、精子をいかに保存するかということです。この疾患は比較的抗がん化学療法が効きますので、根治できる可能性が高いのです。またほとんどの方が若い患者さんですので、その後の人生の質（QOL）は非常に重要です。ただでさえ、がんになった方の精巣を取ってしまい、片方の精巣だけになるのに、抗がん化学療法を受けると、薬の影響でまず無精子症になります。

抗がん化学療法が終了してしばらくすると、造精機能は回復してくることも多いのですが、中にはずっと無精子症の方もおられます。このことを考えると、抗がん化学療法前に精子を凍結しておくことが必要です。こういった説明があまりなされていなかったため、化学療法後数年しても無精子症のままで、挙児の希望があり、micro TESE を受けて精子回収しにくい、といった患者さんもおられます。しかし治療前に精子を凍結保存しておけば、基本的に何年でも使用可能です。

片方の精巣がん患者は反対側にも精巣がんが発生しやすく、そういった場合は早期発見が必須ですが、腫瘍部以外の精細管から TESE を行い、凍結保存してしまうやり方をお勧

めしています。もちろん両側精巣がなくなってしまうと、男性ホルモンがほとんど作られなくなりますので、男性ホルモン補充が必要になります。

どんながんであっても抗がん化学療法前には精子凍結をお勧めしています。ただし、精子がまだ出現していない小児の場合には困ってしまいます。精子が形成し始めるのは思春期です。個人差はありますが、10歳ではまだ精子形成されていないのが通常です。小児期であっても、精巣組織を手術で取り出し、精子の幹細胞を保存しておくことは将来的には考えられるべきことかもしれませんが、現段階では体への負担も大きく、まだ早計でしょう。もう20年もすれば、そういったことが当たり前となるかもしれません。

放射線の与える精子形成への影響

精巣内の精細管において精原幹細胞は分裂を重ねて精母細胞となり、精母細胞は減数分裂を経て精子細胞となり、精子に分化していきます。細胞分裂は放射線の影響を特に強く受け、停止してしまう可能性があり、精子形成は被曝線量に依存して一時的もしくは永久に停止します。分裂期の細胞は放射線に非常に高い感受性を示すのが事実です（これががん治療などで放射線治療が可能な理由です）。

実は成熟した精子自体は放射線耐性なのですが、精子形成自体が影響を受けるのです。急に照射した場合、4グレイ程度の照射で恒久的に細胞分裂が停止することがこれまでの研究でわかっています。

一時的な（回復可能な）細胞分裂の停止に関してのデータはさまざまですので何ともいえませんが、0・1グレイほどで起こり始める可能性があるとの報告があります（なお原発から出る放射線量の場合、グレイをシーベルトに換算してもほぼ同じです）。

0・1グレイ＝0・1シーベルト＝100ミリシーベルトですので、1・0ミリシーベルト以下の被曝であれば、まず問題とは考えられないでしょう。ただし線量が非常に少なかったとしても、実際に被曝した場合、精子形成に関しては問題ないでしょうが、精子内の染色体異常や遺伝子突然変異、DNA損傷が誘発される可能性は完全には否定できるものではありません。

たとえば、われわれ医療従事者が日常、透視下の検査などで被曝することが大いに考えられる際は、生殖器の防護のための遮蔽（プロテクター）は念入りに行っています。

高度生殖医療でできた子供

射出精子を用いての体外受精は1980年代に始まっていますので、もう大方のデータは出ており、奇形の可能性は低く、発育にはほぼ問題がない（通常の妊娠と比して差がない）ことがわかってきました。しかしながら、精巣精子、なかでも特に非閉塞性無精子症の方やがんを持つ精巣の正常部分から採取した精巣精子を用いた顕微授精でできた子供に関してのデータはまだ十分ではありません。現時点では、奇形や発育問題に有意差のある報告はありません。

ただし男児の場合、精子を造る機能に関してはやはり劣る可能性は高くなると思います。まだ始まって10年の治療ですので、その男児の造精機能は全く不明なのです。もうしばらくするといろんなデータが集まってくると考えられます。たとえ、その男児が無精子症になったとしても、実際に生殖年齢になる25年後にはまた違う治療法が普及しているかもしれませんし、あいかわらず私もまだmicro TESEをやっているかもしれません。

また流産に関しても、よく聞かれる質問ですが、いろんな文献を見ても流産率は少し（20％程度）高いようです。実際、受精、着床はしたが流産してしまった、というケースもよくあります。その原因はやはり精子側にあることが多いのかもしれませんが、もちろんそのつど一喜一憂しながらでも、前進していけば、挙児そして元気な子供に育ってくれ

ると信じています。

最後に残る非配偶者間の人工授精という選択肢

　精子が回収できなければ、その時点で男性側不妊の治療は終了となってしまいます。こういった方へ次の選択肢として、子供を持たないで二人で生きる方法、養親になる方法、非配偶者間の人工授精（AID）の3つを提示しています。
　日本産婦人科学会の報告では、非配偶者間の人工授精で年間200名弱の子供が出生しています。日本産婦人科学会は、商業目的の精子売買を規制する目的から、「非配偶者間人工授精と精子提供」に関する見解を出しました。これには、非配偶者間人工授精を実施する夫婦の条件、実施夫婦や生まれた子供へのプライバシーの配慮、精子提供者の条件、精子提供者のプライバシーの保護と記録の保存、営利目的での精子提供の斡旋もしくは関与の禁止、施設登録の厳守が明記されています。現在日本では20あまりの医療施設が登録し、各々の施設ごとに独自のガイドラインを設けています。しかし法的な規制があるわけではありません。基本的に凍結精子を用いていますので、妊娠の確率は非常に低く、1回当たり3％前後といわれています。

AIDで子供を授かった夫婦や生まれた子供がどんな問題を抱えているのかの実態を知ることはなかなかできません。それでも共通するのは「自分たちの遺伝子を持つ子供が持てない」ということです。これは大きな逸脱感と喪失感を伴い、このような状況下でAIDをすぐ決定できる夫婦は極めて少数です。最終的には夫婦でよく相談をし、AIDと自分たちの人生の折り合いをつけているのが現状といえましょう。子供に事実をいつ告げるのか、それとも全く告げないのか、夫婦によって対応は異なってきます。その子供が15歳になり希望すれば、遺伝上の親の氏名、住所などの情報を知ることができることになっています。

実際のところ、micro TESE を受け、精子回収できなかった半分以上の方がAIDに進むために紹介状を希望されます。私としては診療情報提供書を書くところまでですので、その後AIDを実施する機関を受診しているのか、またその後挙児まで至っているのかわかりません。複雑な問題ではありますし、あまり触れられたくないことではないかと思って、詳しくは聞きませんが、奥さまが積極的であることは確かです。

男性の場合は奥さまの卵が取れない状況であっても、非配偶者の卵を用いてでも、挙児を目指したいという思いはさほど強くないと感じますが、女性側はやはり自分は産みたい

という思いが強いのでしょうか、非配偶者の精子を使用してでも子供を持ちたいと希望される方は非常に多いのが実感です。

第四章 不妊治療の未来と限界

男性不妊専門医は少ない

私は男性不妊専門医です。専門臓器は生殖器、特に精巣といったことになります。果たして日本にこのような医師がどれだけいるかご存じでしょうか？

医師は学生時代すべての診療科を学びます。すべての診療科が網羅された医師国家試験をパスすると晴れて医師となるわけです。日本のシステムでは医師となれば誰でもどの科を専門にすることができます。

まず泌尿器科を選ぶ医師は非常に少ないという現状があります。最近では医学生にとって泌尿器科は腎臓や前立腺、膀胱などの後腹膜臓器に対する外科というイメージが徐々に定着しつつありますが、世間一般のイメージはやはり性病科といったもので、あまり人気がありません。内科や外科をメジャー科というならば、いわゆるマイナー科となるわけです。そのマイナー科と呼ばれる泌尿器科の中でさらに専門分野に分かれます。腫瘍、前立腺肥大症、尿路感染症、神経因性膀胱、腎移植、女性泌尿器（尿失禁など）、男性不妊、と、一般の方が意外に思われるほど細分化されています。この順番を見てもらってもわかるように、男性不妊は一番といってもいいほどマイナー分野です。これはアメリカにおい

ても同じです。

日本では国立の大学病院の泌尿器科外来でさえ、男性不妊診療が行われていないところが多く存在します。しかしながら、自分たちは少数派という意識があってかどうかわかりませんが、日本国内で横のつながりは非常に強く、専門医のレベルはアメリカと比べても低くはありません。ただし、若い医師がなかなかこの専門分野に入ってきてくれないので、少々高齢化してきている感があります。

前章でも述べた、非閉塞性無精子症に対する顕微鏡下精巣精子採取術（micro TESE）という術式があります。これは1998年に初めてアメリカで報告された手術であり、非常に新しいものです。実際にこの手術に精通している医師は日本では20人程度です。この術式が日本に登場して10年近くになりますので、次の世代の医師を育てていかなければならないのですが、志望医師がなかなかおらず、裾野は広がっていません。

また閉塞性無精子症に対する精路再建術は技術的なトレーニングが必要な難度の高い手術であるためか、治療後、自然妊娠を目指すことができるのにもかかわらず、「精巣から精子が簡単に採取できるから、それを使って顕微授精すればいい」と患者さんに説明する医師も見受けられます。また単に精液検査だけで判断していた時代から精子の質を検査す

る時代となりました。こういったアップデートができている専門医は非常に少ないのが現状なのです。

歴史的に、不妊治療は婦人科がするものというイメージのまま、婦人科医は男性側因子を全く度外視して、婦人科領域でできる治療で挙児を目指そうとする傾向があります。たしかに体外受精や顕微授精といった高度生殖医療の発達により、妊娠できる確率は増えました。しかし、必要ないかもしれない採卵が婦人科医の独断で行われている現状は、患者さんにとって時に不必要なものかもしれず、そういった意味では不利益につながりかねません。男性側因子をきちんと視野に入れた診察のできる医師が必要なのは明白です。

余談ですが、大学で教員をしている際、臨床実習の医学生を教育する機会が多くありました。医学生に、熱く生殖医療の現状と面白さを毎週のように語っていましたが、意外なことに興味を示す学生が少なくありませんでした。私見ではありますが、もっと啓発活動に励み、「不妊症」という概念が正確に広まれば、若くやる気のある医師を男性不妊専門医へと導くことができるのではないかと感じられました。

需要と供給という観点に立てば、この男性不妊専門医は圧倒的に足りていないといってよいでしょう。診療だけではなく、若手医師への教育にも力を入れていかねばならないと

思っています。

では、このような日本の医療者側の現状において、一定期間子供ができない、早く子供が欲しいとなった時に、どこを受診すればいいのか、という疑問が起こります。やはり大きな病院の産婦人科でしょうか？　それとも不妊専門をうたっているクリニックでしょうか？

病院選びのポイントは「公開」「マンパワー」「連携」

実際、なかなか子宝に恵まれない際、どの病院に行けばいいのか迷われる方々も多いようです。生殖医療科、不妊科という名前は無いため、まず婦人科に足を運ぶ方がほとんどです。基本的には間違っていませんが、医者は得意分野、専門分野を持っています。生殖医療は高度な技術を要することが多いため、病院間のレベルの差が特に顕著です。女性には生殖可能年齢があるため、あまり生殖医療に詳しくない婦人科でのんびりしているうちに絶好の機会を逃していることもあるかもしれません。

昨今インターネットが普及し、簡単に情報が得られる時代となり便利な世の中になりました。しかしインターネットでの情報や口コミ情報は間違っていることもしばしば見受け

られ、鵜呑みにするのは危険です。本人にとってその病院や医師が合うかどうかは誰にもわかりません。病院選びの際には、さまざまな情報を上手く使うことが重要です。いくつか挙げてみます。

1. 臨床データを公開している施設

どんな疾患に対してもいえることですが、症例数はその施設の熟練度を見極めるために不可欠です。ある手術を受ける際に、年間に5例しかしていない術者と年間100例施行している術者のどちらを選ぶのかということを考えると、当然後者です。

日本には現在、品質管理システムを導入することで補助生殖医療の質的向上を目的とする補助生殖医療専門施設の団体JISART（Japanese Institution for Standardizing Assisted Reproductive Technology, 日本生殖補助医療標準化機関）があり、この加盟には厳しい施設認定審査が課されます。オーストラリアの生殖医療施設認定制度をモデルにしたJISART独自の実施規定を作り、各施設がこれを遵守しています。実施規定では、非常に高いレベルの医療が求められています。すなわち逆に言うと、加盟している施設というのは、その厳しい審査をパスしているわけですので、病院選びの一つの参考にしてよいでしょう。

2. マンパワーが充実している施設

現代の不妊治療において婦人科医師一人ですべてを行うことは困難です。実際に卵子、精子、受精卵を扱う胚培養士の存在と役割は非常に大きいものがあります。良い生殖医療を提供するためにはチーム医療が必須で、この体制をしっかりと構築している施設ほど結果は目に見えて良いということがあります。この胚培養士の人数も重要なポイントだと思います。施設のレベルを推し量ることは、患者さんの立場ではなかなか難しいかもしれませんが、スタッフの数が多いということはそれだけ教育システムもでき上がっている可能性が高く、評価のポイントとなるでしょう。

3. 男性不妊専門医との連携がある施設

これまで述べてきたように不妊の原因の半分近くは男性側に存在します。精液検査のデータが全く問題なければ婦人科だけの出番でいいかもしれませんが、データがやや悪い際や無精子症などの場合、男性側因子を扱える医師との連携がないと治療が行き詰まる可能性があります。日本では男性不妊専門医は非常に少なく、その施設に常勤で勤務している可能性は低いですが、常勤ではなくても連携をしっかり取っているかどうかは大きなポイントとなると思います。もちろん男性不妊にも精通している婦人科医も少ないながらもい

ますので、そういったところも病院選びの一つの目安になるでしょう。

患者さんの立場として、男性不妊の知識を少しでも持っていただき、そしてそれを婦人科の主治医に伝えるだけで、また男性不妊専門医を受診するだけで、ずいぶん治療法が変わってくることもよくある話です。男性不妊専門医と婦人科医師との連携は非常に重要で、これを疎（おろそ）かにすると患者さん側の不利益につながりかねません。不妊治療では夫婦そろって治療に臨む姿勢が一番大切です。夫婦同士、医師と患者、医師同士が強い信頼関係のもとに、常にコンタクトを取り、お互いコンサルテーションをしあえる付き合いができなければ、良い治療はできません。これに加え、医師と胚培養士との連携も、現代の不妊治療においては不可欠なものとなっています。まさしく、良い医療を提供するためにはチーム医療が必須で、この体制をしっかりと構築しているクリニックほど結果は目に見えて良いのです。

4・休診の少ない施設

女性の体に休みはありません。排卵刺激など病院の都合に合わせて行わなければならないのはあまりいいことではありません。最近では日曜日でも診察を行っているクリニックも増えてきています。なるべく平日休日にかかわらず、また会社勤めの方でも通いやすい

よう、いつでも診てくれる施設を選びたいところだと考えます。もちろん医師も人間ですので、休みなしではもちろん医がいて、その連携がきっちりと取れているというのが良い施設ということになりましょうか。ただし診察のたびに医師がころころ変わるようでは一貫した医療を受けられない可能性もあります。この点は注意した方がいいでしょう。

医療はどんどん発展していきます。挙児の可能性があるのに、誤った診断や情報で治療をあきらめる、という事態だけは避けなくてはいけません。また挙児は不可能だと考えられるのに、無意味に痛みのある検査や処置を施すことは絶対にあってはなりません。日本のすべての病院やクリニックに、世界の最先端の医療を求めることは難しいとは思いますが、現時点での医療では何ができ、また何ができないのかを時々刻々にアップデートする姿勢が医療従事者側に必須です。もちろん患者さん側の情報収集も非常に大事です。気になることや質問があればどんどん医師にぶつけるべきです。医師の中にはこういった患者さんに対して、急に怒り出したり、機嫌が悪くなったりする、また患者さんの意見に全く耳を貸さない医師もいますが、それは明らかにおかしな態度であり、こ

いった姿勢を示されるのであれば、患者さんサイドとしては転院も考えていいのではないかと思います。

私たち医療従事者側においても、「このカップルを絶対に妊娠させる！」という強い気持ちがなければ、治療をする資格はないと考えています。

日本においては、一般的に外来診察が非常に混んでいることが多く、一人当たりの診療時間が非常に短いです。聞きたいことをメモしておくなどの対策を立てたうえで治療に進むことが大事です。治療内容を全く理解しないままに進んでいく患者さんがおられますが、これは絶対に避けたいところです。何も言わないと納得しているのだと思われてしまい、治療がどんどん進んでしまうことも大いにありえます。

生殖医療は地域格差が顕著

一般医療において、日本はアメリカやオーストラリアに比べると地域格差は比較的少ない素晴らしい国だと思いますが、こと生殖医療に関しては残念ながら地域格差は存在します。地域というよりは施設間の格差といった方がより正確かもしれません。これは何より経験数によってずいぶん施設レベルが変わってくることを自分自身感じています。

レベルが上がると、症例数もさらに増え、今まで見えなかった疑問点が生じ、また努力する。そして、その努力がまた良い循環になり、患者さんが集まる。「良い循環がさらに良い循環を呼ぶ」、こういったプラスの連鎖をいろんな場面で経験された方も多いと思います。医師にとっての技術力というのも同様のものと考えてください。逆に停滞してしまうと次のステップが非常に遠いものとなります。もちろん医師の素養というものにもよりますが、患者さんから学ぶことは非常に大きく、これが技術力のアップに直結することを実感します。反論もあるかもしれませんが、そういった「経験する」機会が多い、また「競い合う相手のある」地域の方が病院の能力が上がるのは、否めない事実といえましょう。

したがって、患者さんも口コミやいろんな情報を頼りに、少しでも良いレベルの腕を求めて、自宅から遠く離れた施設であっても赴かれるのです。事実、私の患者さんで青森県からはるばる神戸まで通っている方もおられました。

もともと不妊治療の特徴として、盛んな施設はニューヨークや、ロサンゼルス、サンフランシスコ、シドニー、メルボルン、東京、大阪といったいわゆる都会にあります。不妊症患者のほとんどは20〜45歳の層ですので、この層の人口の多い都市で栄えてきた医療です。もちろん地方の病院に勤めながらも世界の最先端を吸収している医師の方も少なから

ずいるのは事実ですが、やはり数多くの症例を経験し、いろんなパターンを診てきているというのは強いことです。最近ではアメリカばりに遠方治療を受けに来る方もおられます。ただ治療の継続性といった意味で、そういった傾向はあまりいいことではありません。手術だけしてほしい、と遠方から来られる方もいますが、その後の奥さまの妊娠までの治療を考えた際、率直にいって「大変だな」と思います。近くに生殖医療専門医や信頼できる医師がいない場合は仕方がないとは思いますが、この情報化の時代に噂だけで遠方治療を受けておられる方々もいるように感じます。それだけ切羽詰まっていて、挙児に対する希望が強いのでしょう。不妊治療においては、女性側の生殖可能年齢の制限を考えて、時間を無駄に使うことだけは何より避けなくてはなりません。そのためには医師に方針や説明を求めるのは当然の権利であり、納得いかなければ転院も考慮に入れてもよいと個人的には思っています。

 2009年2月に香川県立中央病院での受精卵取り違え事故が報道されました。この事故は補助生殖医療を希望される患者さんに大きな不安を与えました。あってはならないことですが、人間がやることですから事故は起こりえます。データを紐解いてみると、2005年の日本の体外受精実施施設のなんと約60％が年間

採卵数100例未満でした。症例数が少なければ、どうしてもスタッフの熟練度は低くなり、また安全管理が保たれなくなります。この事故のようなケース（医師が一人で行い、胚移植が一日に2例以上あるケース）は多くの施設で起こる可能性がある、と思われます。この事故は偶然とは言い切れないでしょう。しかしながら、ダブルチェックなどの安全管理マニュアルに沿って、限りなく事故の可能性を0に近づける努力はできるはずです。やはり、地域によって、また施設の規模によって、こういった施設間の格差は存在しているのです。

日本の婦人科医は男性不妊への意識が低い

日本の不妊治療を他の国と比べるとどんなことが見えてくるでしょうか？　日本では不妊治療は保険適応でなく、高度医療でお金がとんでもなくかかるというイメージでしょうか。また世界の中での日本の生殖医療のレベルはいったいどんなものなのでしょうか。

データから解析してみると、2005年に日本において体外受精、顕微授精、凍結胚融解胚移植は552の施設で施行され、総周期数は12万5470周期で、その結果1万7912人の赤ちゃんが誕生しました。人口が約3倍のアメリカでは、同年の実施施設数は日

本よりも少ない422、総治療周期数はほぼ同数の13万4260周期、出生児数は3万8910人と約2倍でした。人口が約5分の1のオーストラリアにおいては、実施施設数は日本の18分の1にすぎないたったの30施設、総治療周期数4万3493周期、出生児数は9403人でした。

人口比で計算すると、オーストラリアがダントツで世界一の補助生殖医療大国です。国土面積を合わせて考えても、日本の数十倍の面積を持つアメリカやオーストラリアの施設数をみると、日本ではいかに不妊治療施設が乱立しているかがわかります。

私自身この3ヵ国で不妊治療に携わりましたが、やはりオーストラリアが最も効率がいいように感じます。ただ医療レベルは大差なく、やっていることもさほど違いはありません。日本の一番の問題は症例数の少ない施設でもこの補助生殖医療に手を出しているところにあるのです。こんなことを言うとお叱りを受けるかもしれませんが、患者さんの利益を考えた際、また安全管理を考えた際、補助生殖医療を行える施設を規制する政策も考えられるべきかもしれません。

ことも男性側因子に関していえば、オーストラリアも日本と同じで、無視されていることが多いのです。オーストラリアでは泌尿器科医は男性不妊に手を出しません。自分たちの

専門外と考えています。婦人科の生殖医療専門医は男性不妊と診断した場合は、内分泌内科医に紹介します。治療を行う必要がある場合は婦人科医の元に戻され、婦人科医が担当します。もちろん普段扱っていない臓器を扱うわけですので、レベルはさほど高くありません。一貫して男性も女性も治療が受けられるという観点に立てば、さほど悪いことではないのですが、診断を下した内分泌内科医が嘆く結果になることもしばしばあり、専門性の重要さを感じます。またこういった事情から先進医療に疎く、新たなものを取り入れようとする気持ちが少ないように感じます。

日本の現状はというと、最近では男性不妊専門の泌尿器科医と非常に連携を取っているクリニックも徐々に増えて、高度の治療も可能になりました。その恩恵を受ける患者さんも増えてきていると思いますが、まだまだと感じることも多くあります。詳細は後述しますが、無精子症や高度乏精子症の場合の治療に関して、婦人科医が間違った情報で患者さんをミスリードしている施設がまだ多くあります。中にはきちんと男性不妊診療のトレーニングを受けて、男性女性どちらをも診ることのできる医師もいますが、そういったところまでできている医師・施設はほんの一握りなのです。

アメリカの男性不妊への意識は非常に高いです。精液検査のデータが悪いとすぐに男性

不妊専門医のところに紹介され、男性側因子が精査されます。体外受精や顕微授精などの補助生殖医療に進む場合でも、男性不妊専門医が意見をすることも多くあります。オーストラリアでは男性不妊の診察は同じクリニック内でも入口や待合場所を別の場所においたりするなど、さまざまな工夫がなされています。

日本の医師は「あきらめが悪い」

治療費に関して、この３ヵ国はそれぞれ特徴があります。日本は保険がほとんど認められず、政府からの補助がほとんどありません。最近では年間に10万円とか15万円とか地方自治体から補助がおりる地域も増えていますが、全くといっていいほど足りません。ほぼ自己負担となりますので、長期にわたって治療される患者さんにとってみれば、大変な額になります。アメリカの医療費は非常に高いことが有名で、不妊治療に関しても日本以上に高額なのですが、任意保険でカバーされることも多く、自己負担はやや低めとなることがあります。といっても、いい任意保険に入るためには保険料が高くなるわけで、結局負担としては結構高額です。ただし州によっては、一部カバーされたりすることもあります。少子化対策として不

一方、オーストラリアでは驚くことにほぼ全額が政府の負担です。

妊治療を大きく掲げているため、非常に寛容であるといえます。したがって、経済的な不安を抱くことなく、安心して不妊治療を受けることができるのです。

最近ではメディカルツーリズム（医療観光）という言葉もありますが、実際にアメリカ人で不妊治療が任意保険でカバーされない場合、日本で治療を受ける患者さんがおられます。発展途上国から富裕層が高質の医療を求めて、オーストラリアや日本に来られることも経験しました。今後さらにこのようなケースは増えていくでしょう。

個人的には、日本の治療は医師にもよるとは思いますが、非常にきめ細かく、いい意味でも悪い意味でも「あきらめが悪い医師」が多いと感じています。日本には卵子提供プログラムが存在しないため、そうならざるを得ないのですが、やはりちょっと無理をしてでも治療を続ける部分も多いかもしれません。その他全体の生殖医療の臨床レベルとしては、日本の技術は世界最高峰といえるでしょう。

昨今、少子化問題がよく話題になります。不妊治療にもう少しスポットライトを当てていただければ、出生率の上昇に確実に寄与することになるのですが、政策をみていると日本政府にその気はあまりないようです。がんや心疾患などの分野には多くの医師や研究者が集まり、たくさんのお金が使われますが、一番の生命の源である「受精から誕生まで」

があまりクローズアップされていないのは、理解に苦しむと同時に非常に残念に感じます。数多くの先進国が、少子化対策に不妊治療の発展を挙げているのです。

医療の進歩には基礎研究が不可欠であるにもかかわらず、生殖医療においてその基盤が十分でない日本は、このまま諸国に遅れをとっていくのではないかと危惧します。

Reproduction（生殖）は、国にとって最重要ともいえる課題であるはずです。生まれてくる子供が、どれだけのことを生産し、社会で活躍し、また貢献していくかは未知数ですが、可能性は無限大です。また、子供たちは未来の社会保障制度の支え手にもなるのです。

挙児に至るまでの期間に見当をつけることは非常に困難で、治療期間が長引けば必然的に金銭的な負担は大きくなります。治療費が保険適用にならない日本では、こうしている間にも経済的な問題で治療を断念する夫婦がおられるのです。本当に残念としか言いようがありません。

不妊検査は夫婦そろって

不妊に悩む患者さんカップルは、医師側からの一方的な情報をもとに、どんな治療を受

けたらいいのか判然としないまま病院を転々とし、精神的にもますます追いつめられてしまうことがあります。不妊治療がかつてないほど広まる中で、深刻なストレスを一人で抱えこんでしまう女性の姿も見受けられるのです。

アメリカやオーストラリアでは、「不妊治療は夫婦一緒に解決する」というスタンスであり、最初から夫婦で専門医に行くのが普通ですが、日本では妻が一人で背負いこんでしまうことが多いのです。

日本での一般的な不妊治療の流れは、まず女性が産婦人科で女性ホルモンの値や排卵の状態などを検査します。時には卵管造影や子宮鏡などの検査まで行い、その結果異常がないと判明すれば、精子の検査に移るのが通常です。

性交の約2〜12時間後に子宮頸管粘液を採取し、精子の状態を調べるフーナーテストか、精液を容器にとって調べる精液検査に進みます。この精液検査が一つの難所です。フーナーテストは女性側の受診で済みますが、精液検査は基本的に夫にマスターベーションしてもらい、精液を容器に取るもので、夫にお願いできない妻も多いのです。

意を決して相談したところで、「そんな屈辱的なことできるか」などのような発言が返ってくることもあり、なかなか率直に頼めない場合も少なくないようです。夫の中には、

もともと不妊治療に前向きではなかったり、あるいは「もし自分に問題があったら……」と神経質になってしまう方もおられます。

最近では夫婦そろって受診されるカップルも徐々に増えてきており、非常にいい傾向だと思います。夫婦の問題であるのですから、自分は無関係といった態度はいただけません。説明も夫婦そろって聞く姿勢が大事なのです。もちろん平日の昼間などに仕事を抜けるのは大変だと思いますが、できる限り協力し、二人で乗り越えていっていただきたいと願います。最近では、夕方からの診療や土日診療を行っているところもありますので、男性も融通をきかせやすいと思います。

男性側因子の検査や診察を男性不妊専門医に診てもらい、医師同士が治療方針について話し合って、ご夫婦に治療方針をいままでの臨床データとともに伝える、こういった形が理想です。

夫婦そろって信頼できる医者選びがとても大事です。検査ひとつとっても痛みを伴うものもあり、納得して受けることが肝要です。男性側の診察については怖がることはありません。痛みは全く感じないはずです。

子供を持つための早道

なぜ子供を授かることができないのか、原因をいち早く発見することが治療への早道につながります。辛い治療を続けてもなかなか上手くいかず、途方に暮れることもあるかもしれません。いつできるのか、必ずできるのかという質問に対する明確な回答は難しいですが、データと可能性を信じてやっていくしかないのです。

最終的な判断は情報を得たうえで、ご夫婦でなされるべきです。金銭的なこと、身体的なこと、精神的なこと、いろんな要素が絡んできますが、あきらめる際も納得してあきらめることが大切です。

妊娠には、男女ともストレスなど目に見えない要素が影響することが実際にわかっています。治療云々はさておいたとしても、男性が来院されただけで、「一緒に問題に取り組んでくれている」という精神的な安堵を奥さまが得られていることは、外来において肌で感じます。これがいい結果につながることも少なくはありません。それほど精神的な要因は妊娠に大きく作用するのかもしれません。挙児に至るかどうかは別として、夫婦が同じ目標に向かって、それぞれの精神的、身体的負担を相互に理解し、思いやることはとても

重要なのです。

「どちらに原因がある」「どちらの方が辛い思いをしているではありません。「良い時も、困難にある時もこれを愛し、これを慈しむ」と誓い合った二人です。お二人の大切な人生の大切な決断は、相手を思いやり、よく話し合い、冷静に何が可能で何が不可能なのかをよく見極めて、納得して進んでいただきたいのです。結果がどうであったとしても、「納得して治療を受けた（あるいは受けなかった）のだ」という気持ちがあれば、その後夫婦仲がこじれたり、後悔の念がいつまでも残ったりしないはずですから。

情報に惑わされてはダメ！

この情報化の時代です。知りたいことがあればインターネットで何でも情報が手に入るようになりました。これはこれで素晴らしいことなのですが、残念ながら間違った情報も多く存在します。多くの不妊クリニックがホームページを開いていますが、中にはもうひとつ理解不足のサイトもあります。一般の方が自分の体験を元に書き込んでいるサイトもありますが、個人個人によって状況は違うわけですし、正しい方針で治療が進められてい

るかどうかもわかりません。サイトの記事を鵜呑みにして外来に来られ、なぜ自分には違う治療を勧めるのか、と怒る方もおられます。

大事なのは医師とのコミュニケーションです。不妊治療は比較的長期間かかるものであ りますが、女性側には年齢や金銭的な問題などあまり時間を無駄にしたくないという焦り があります。この間に医師が信頼できなくなり、病院を替えたりすることは相当な無駄で す。ひとつひとつ確認しながら進んでいくべきだと思います。情報に惑わされず、自分自 身の病態と不妊の原因に対して一直線に取り組むことが必要なのです。

医師の時間が取れなければ、看護師や胚培養士、カウンセラーなどに尋ねるのもいい案 だと思います。疑問を溜めていくと良くありません。すべての治療に納得ができないと前 に進むべきではないと思います。また女性側だけで抱え込むのは絶対に良くありません。 時間が許す限り、夫婦二人で病院に行きましょう。一人よりも二人での方が理解も深まり ますし、何より一緒に治療を行っているという連帯感が大事です。精子も卵もどちらも非 常に繊細なものです。ちょっとしたストレスで質の低下を来してしまいます。明るく、前 向きに助け合いながら取り組んでいきましょう。

精子にとっての良い環境

乏精子症の方にとって、精子の濃度、運動率、そして質すべてが一気に上昇してくれるような内服薬があれば一番いいのです。無精子症の方にとっては薬を飲むことによって精子ができてくることを期待したいでしょう。しかし残念ですが、それはまず不可能です。特にこれまで述べてきたように、精子形成というのは本当に複雑な過程からなっています。効薬というのはこれまでの研究からも考えて、まず不可能だと考えます。

それではどうすればいいのか？　それは少しでも精巣にとっていい環境を与えてやるしかないのです。たとえば、禁煙すること。喫煙はさまざまな臓器に酸化ストレスを与えることがわかっています。精子はこの酸化ストレスに非常に弱いのです。精巣の高温環境を避けるために、なるべくサウナや長風呂は控える、自転車やバイクも控える。また月並みな表現になってしまうかもしれませんが、規則正しい生活をし、栄養をきちんと摂り、ビタミンの適量をきちんと摂取する。精液を溜めすぎない（禁欲期間を短くする）。精子を増やすためにできることは、現在のところ、こういったことに尽きるのです。

治療の限界

無精子症と1匹でも射出精子が出てくる方とは治療に天と地ほどの差があります。実際、無精子症でも精子回収できるということは精巣内でほんの少しながら精子が造られているわけです。これがなんとか射出精液中に出てくることができれば、精巣を切る必要はなくなります。まず精液検査を繰り返すことが肝心です。たった1回の精液検査で無精子症と診断されても、もうあと1回か2回精液検査をすれば精子が出てくるかもしれません。micro TESE で精子回収できる方の中には、実際精液を開けてみると、こんなに精子が造られていたのかと驚くこともよくあり、あと何回か精液検査していれば射出精液に精子が出てきていただろう、という症例もあります。私はかなりの症例数の micro TESE を施行していますが、連携する不妊クリニックによって、精子回収率に差があります。micro TESE 時の培養士のレベルの差か、とも思いましたが、実際のところは、いかにその患者さんに精液検査を勧めてきたかの背景の差だと考えています。すなわち、1回の精液検査で無精子症と診断され、micro TESE を行った場合は精子回収できる確率も高くなります。逆に2回、3回精液検査されて射出精子が見つからない場合、どうしても micro TESE での精子回収率も低くなります。すなわち、熟練した不妊クリニックからの紹介患者さんの方が、精子回収率は低くなるのです。

無精子症の方は試行錯誤でいろんな治療法を試されます。私の外来でも鍼(はり)治療や漢方や何とかエキスなどどうでしょうか、とよく聞かれます。私はこれらを肯定する気もありません。ただエビデンスがないものはお勧めしないといったスタンスです。藁にもすがる思いでいろんな情報を集めて、試されるのでしょうが、残念ながらまだこれといったものはないのが現実です。

実際の臨床において、最も福音をもたらしうるのは、患者さんの選別ではないかと思っています。前章の micro TESE の項でもお話ししましたが、非閉塞性無精子症の方の中でも、精巣内に1匹も精子が造られていない方と、わずかだが精子が造られている方をなんとか術前に区別できないか、ということです。現時点での医療において、精子さえ少量でも回収できれば、挙児の可能性はぐんと開けるわけですから。無精子症の方の採血から得られるDNAを元に、さまざまな遺伝子に対しての検討を加えていけば、どういったタイプの方が精子回収できやすく、どういった方がまず精子回収できないのか、ということが判明してくる可能性があると考えています。一気に病態を治すところまでは遠いですが、こうやって一歩一歩進んでいけば、きっと道は開けてくるのではないかと思います。

治療によって子供のできる確率

これまで、子供を持つための方法について述べてきましたが、ここではどの程度の確率なのかを考えていきます。もともと男性不妊という厳しい状況からのスタートですので、みながみな子供を持てるかというとそうではありません。乏精子症の場合においては、運動精子さえ回収できれば、女性側因子がなければ、ほとんどのケースで挙児への期待が持てます。繰り返し顕微授精を行っても妊娠しない場合は、女性側因子を再考するか、精巣精子もしくは精巣上体精子を使っての顕微授精をお勧めします。

しかしながら無精子症の場合はかなり状況が異なります。まず閉塞性無精子症の場合で精路再建術を行った場合、精管精管吻合術では 80〜90％の確率で射出精子の出現が期待できますが、自然妊娠できるだけの数が出てくるのは約半数程度です。これは術者の技術の問題だけではなく、精巣の精子を造る機能にもよりますし、閉塞期間が長ければ長いほど、その精子を造る機能は低下することがわかっていますので、術後の精液検査が大事です。射出精子を用いた体外受精、顕微授精にステップアップするのか考えなくてはいけません。女性の年齢がある程度高い場合には、その決断を早くした方がいいのはいうまでもありません。

精巣上体精管吻合においては成功率が約50％であり、自然妊娠の確率はさらに低くなります。もちろん術者によっても違いますので、はっきりしたことは言えませんが、自然妊娠は厳しいものという印象はぬぐえません。ということで、精路再建術を選択せずに、手っ取り早く精巣精子採取術＋顕微授精を行った場合でも、妊娠できるかどうかは非常に気になるところだと思われます。顕微授精の技術（胚培養士の技術）さえしっかりしていれば、さほど悪い結果ではありません。ただし1回の顕微授精ですべて上手くいくかといえば、その確率は実は30〜40％程度にすぎません。受精卵が無くなってしまえば、再度採卵しなくてはいけなくなります。そして繰り返し顕微授精を行えば、ほぼすべての方が赤ちゃんを持てると考えています。

精子に関して言えば、一度の精巣上体精子回収術（MESA）もしくは精巣精子回収術（TESE）でたくさんの精子が回収できますので、2回目という事態はあまり起こらないように思います。すべてトータルで期待値を出すと、金銭的にはやはり精路再建術を受けた方がかかるお金は安くなると思いますが、妊娠までの期間の期待値は顕微授精の方が早いでしょうか。しかしながら個人個人によって状況も異なりますし、私としてはまず精路再建術をお勧めしています。

非閉塞性無精子症の場合の子供のできる確率

非閉塞性無精子症の場合は、精子が回収できるのが約45％。最終的に挙児までたどり着けるのはそのさらに半数と考えてください。すなわち、非閉塞性無精子症の方で、精子回収に成功しても挙児までたどり着けず、逆に顕微授精のお金だけがどんどんかかってしまうという例は非常に多いです。この理由は精子の質にあります。やはり造精機能が悪い精巣から回収できた精子は質の低下が認められることが多く、運動精子を得ることができるのは3分の2に満たないのです。もちろん精子回収ということで患者さんも喜ばれますし、こちらも非常に喜びます。しかし、運動精子が認められない場合の妊娠例は極めて少なく、非常に困難です。顕微授精の前にいろんなテクニックを用いて精子の「活き」を良くしても、いい受精卵とならないことが多いのです。またせっかく妊娠しても流産してしまう確率もやや高いものがあります。

前述したように運動精子が認められない場合に、精子細胞を用いての顕微授精も考えられないことはないですが、成功率は低く、さらなる研究が必要です。精子細胞を用いての治療には賛否両論あり、学会サイドでもまだ慎重に行われるべき、という見解です。私自

身は精子細胞を用いての治療に対しては肯定的ですが、症例は非常に慎重に選ばれるべきで、誰でも彼でも行われる治療ではなく、非閉塞精子症での micro TESE においては精子は回収できたが、運動精子が認められない場合に限るのが適当ではないかと考えています。確率の話に戻りますが、顕微授精を繰り返しても、非閉塞性無精子症の場合の挙児の確率は25％程度でしょう。閉塞性ではほぼ100％であることに比べるととても低い数字です。他に治療法がないから micro TESE＋ICSI という方法になってしまうのですが、精子回収できても子供ができないという事態はよく起こりえます。金銭的な面から考えると、運動精子が回収できなかった際は顕微授精を何度も繰り返すのではなく、数回だけにして線を引くことも考えてよいと思います。あきらめきれない気持ちはよくわかりますし、後悔はしていただきたくないのですが、お勧めするにはあまりに確率が低いかもしれません。挙児の希望が強く、micro TESE まで受けておられるご夫婦に、あまり否定的なことは言えないのですが、冷静にそして客観的に数字だけを捉えると現時点ではこういう結果であり、この事実をきちんと伝えるように日ごろから心掛けています。線を引く（あきらめる）のは本当に難しいことですが、そこに医療従事者が介入するべきではないとは思っていますが、誤った情報に惑わされることなく、きちんと事実を事実と

して受け止めていただけるように考えています。

ドナーエッグ（提供卵子）という選択肢

今度は視点を変えて、女性側の絶対不妊のことを考えてみましょう。

第三者からの提供卵子を必要とする不妊夫婦には、卵巣形成不全、早発卵巣不全（早発閉経）、卵巣摘出術後、放射線治療や化学療法後など、妊娠するために卵子提供を受ける絶対的な適応のある例と、加齢に伴う卵巣反応性低下による体外受精の治療成績低下などにより提供卵子に代替する例があります。

40歳を超えた不妊女性が提供卵子を用いない生殖医療により挙児に至る可能性は非常に低いことが報告されており、自らの卵子にこだわる限り、多数回治療を行っても、最終的に妊娠できない女性が多いと考えられます。このあたりの法整備を迅速に行わないと、迷惑をこうむるのは患者さんサイドです。現状のままでは渡米することによる金銭的な負担やリスクなど考慮するべきではないか、と強く思います。

驚くべきことにオーストラリアでは女性側が40歳を超えると、もうそれだけでドナーエッグを勧められるのです。今回、野田聖子議員がドナーエッグを利用しての自身の経験を

公表されましたが、海の向こうではごく当然の選択肢なのです。遺伝的なつながりを求めることはできませんが、ご自身で妊娠、出産ができ、またご主人の遺伝子は伝えることができます。生まれてくる子供の権利など整備しなくてはいけないことは多くありますが、実際にさまざまな国々で行われていることですので、参考にしながら進めていくべき問題と考えています。

「子供を持たない」という選択肢

いろんな治療にトライしたが駄目であった、もしくは治療の確率と身体への負担のことを考えて治療をしなかった、金銭的な問題で治療できなかった、さまざまな理由で遺伝上の子供を持てない（持たない）カップルはたくさんおられます。そうであってもAID（非配偶者間人工授精）や特別養子縁組などいろんな選択肢が残されています。治療された方はそもそも強く子供を持ちたいと望み、来られているわけですから、すぐにそのような選択肢に進まれる方が多いように感じます。もちろんご夫婦でよく話し合われての結論だと思いますが、少し時間をおいて冷静に判断されることをお勧めします。奥さまの年齢が比較的高齢であり、AIDを選択されたい場合はそんなこともいっていられませんが、

こちらが予想する以上にご夫婦の決断は早急です。

日本ではドナーエッグまたドナースパーム（提供精子）のシステムがないということも災いしているのかもしれませんが、もう少し選択の幅があってしかるべきだと思います。子供を持たない、という選択肢もしかりです。不妊治療に携わる人間がこんなことをいうのは意外だと思われるかもしれませんが、常に隣の芝生は青く見えるもので、1回きりの人生、ご夫婦でエンジョイされるのも一つの考え方かもしれませんよ、と外来を診ながら考えたりする今日この頃です。

実際のところ、すっぱりあきらめられたご夫婦が micro TESE の術後検診の際に来られ、少し話をすることも多いのですが、生き生きとしておられる方が非常に多いのです。やることはすべてやったし、これで駄目だったらしょうがない、という清々しさまで感じます。もちろん私自身AIDを否定するわけではないですが、こういった生き方もありだな、と感じています。

いずれにせよ、治療を受けられるカップルはほとんどがまだ若く、人生の折り返し地点を過ぎていない方ばかりです。個人個人いろんな考え方がありますので、すこしでも多くの選択肢が提示できるように、日本の政策は改めていくべきだと考えます。諸外国におい

ては、日本よりずっと多岐にわたる選択肢がありますから。

不妊治療を止める時

これまで述べてきたように、不妊治療はゴールの見えない治療です。体外受精や顕微授精を数多く重ねていくことが、果たしていいことかどうか、という思いも出てくるでしょう。いくら努力しても報われないこともあるのです。当然精神的なダメージも増えてきます。子供が欲しいという強い思いに支えられ、なんとか肉体的にそして精神的にも辛い状況に耐えているわけですが、結果として子供ができなかった際に、振り返ってみると、何も残っていないということになってしまいます。

ただひとつわかっておいていただきたいことは、不妊治療が原因で喧嘩をしたのでは全く意味がないということ。夫婦仲の良い、楽しい生活の中で、不妊治療を考えるべきだということです。ややもすれば、治療期間が長くなると、夫婦のすれ違いも出てくるでしょうが、一人で悩まずにしっかり話し合いをしたうえで、治療を継続するかどうか決めていただきたいと思います。不妊治療の止め時というのは非常に難しいのです。

アメリカなどでは、体外受精を数回やっても妊娠しない場合、次に卵子提供プログラム

に入るシステムがあります。オーストラリアでもしかりです。男性不妊の場合、精子提供プログラムというものもあります。現在日本においては卵子提供のプログラムもありませんし、精子バンクも存在せず、あるのはAIDのシステムだけです。代理母制度などをとってみても、やはり日本は海外に遅れを取っていることが多いです。卵子提供、精子提供まで不妊治療の枠内に入れ、これに対して助成金などの施策を立てていくべきだと考えています。本当に子供が欲しい夫婦が卵子提供や精子提供、代理母制度の選択肢も一つの可能性として考えられるのであれば、法的な考慮も必要になります。

実際、自らの出産が叶わず代理母を選んだ場合の子供たちは実子とは認められず、海外などで卵子提供を受けて日本で子供を産めば、血のつながりがなくても実子となるということが現実問題としてあります。日本の不妊治療は「血のつながり」を重視しすぎているように感じます。外国での生殖医療を経験した私はこういったやり方に強く違和感を持ちますし、医療者そして治療を受ける患者さん、ひいては国民全体の意識が、徐々に変化していく中で、国の施策も流動的に変革されていくべきではないでしょうか。特に日本といぅ国は資源がなく、「人」が資源なのです。

オランダでは現時点でクラインフェルター症候群患者においてTESE－ICSI（精巣精子

を用いた顕微授精）での挙児は認められていません。この法規制に対し、医師と患者が一体になり、この規制を緩和させる動きを見せています。どうなっていくかわかりませんが、患者の声というのはひとつひとつは小さな力でも、集まればそれは国を動かす一番の原動力になりえると思います。

不妊治療は保険適応よりも助成金を

保険適応がなく、私費で払われていた不妊治療の費用は大きな負担を患者さん側に強いるものです。もし保険適応となれば、現時点において3割負担で済むわけですから、患者さんカップルの負担は軽減されます。その場合、当たり前の話ですが、7割は保険から支払われるわけです。現在の日本国の財政難から考えても、莫大な財源が必要なこの考え方は少々厳しいものがあるかもしれません。しかしながら、前述したように、不妊治療によって誕生する子供に将来期待できる経済効果を考えれば、公費負担で進めていく選択肢はあってもいいかと思います。

とはいうものの、実際に不妊治療を受けているカップルがどれだけいて、またどの程度の費用がかかっているのか、いろんな実態を調査し、そして試算することが重要で、その

対策は急がれるべきでしょう。また不妊治療を国全体が前向きに支持することが大事であることはいうまでもありません。

オーストラリアでは体外受精などは回数制限があるものの、約85％が公費負担です。ただし、施設基準が非常に厳しく、医療者側が誰でも手を出せる医療にしていないことが特徴としてあります。現在の日本の状況で、いきなり保険適応にするのは多くの危険をはらみます。個人的には医療は何でもそうだと思いますが、中でも生殖医療は特殊性があり、原因から治療まで個人によって本当に違ってくるのです。体外受精、顕微授精などの補助生殖医療をとっても、マンパワー、経験値など欠くことはできないものです。

いい意味での医療格差は当然存在しますし、あってしかるべきものなのです。これを保険適応にしてしまうと、集約化も進まず、全体としてのレベル低下が必ず起こります。何よりも医師の技術力、レベルの低下、不適切な治療が横行することが予想されます。こういった理由から、正直言って私は不妊治療の保険適応には反対です。

経済的な理由で不妊治療を断念せざるを得ないカップルが多くおられることはよく理解しています。私が提案するのは、助成金制度の充実です。そのレベルをクリアしている施設で治療を受け厳しい審査と更新制度をつくりあげます。厳格な施設基準を設け、そこに

た患者さんに限り、助成金を満額に近い形で支給するという案です。実は現状では、認定された産婦人科施設で治療を行えば、補助生殖医療1回当たり15万円（年2回まで）を助成するといった基準を採用している自治体があります。これを自治体レベルで行うのではなく、国全体の施策とするのです。自治体での施設基準はあってないようなもので、第三者が公平な視点で厳格な審査をする組織が必要です。そのためには不妊治療自体がもっとオープンになるべきで、そこから議論が始まると思います。

おわりに

女性の社会進出と晩婚化により、不妊カップルはますます増えていくことが予想されます。この一番の理由は、先にも述べたように、男性側の生殖機能はいくつになっても衰えにくいのに対し、女性側はどうしても卵子の質の問題があり、生殖可能年齢がある程度決められてしまうことにあります。これは動かしがたい事実で、それをしっかり理解してください。そして、限られた期間なのですからぜひとも時間を無駄にしてはいけません。

男性側が自分たちの都合で不妊治療を遅らせてしまうことや、自分たちは関係ないという姿勢は子供を持つチャンスをどんどん減らしてしまいます。タイムリミットが来るまでに現在ではさまざまな治療法があり、医師と相談してそのチャンスを増やすことが可能なのです。

結局のところ、不妊治療というのは、夫婦が「納得すること」が一番大事です。不妊と

いうのは自分たちの命を取られる病気でもありません。子供がなかなかできないという事実を受けとめるところから始まり、種々の検査、治療をすべて納得して受けることができるか、また治療によって生じうる、合併症やリスク、金銭的問題、肉体的問題、これらすべてを納得できるか、まだ見ぬ赤ちゃんのために持てるかどうか定かではない命のためにそこまでできるか、治療が上手くいかなかった時に納得できるか。

この治療はゴールが見えないがために、「納得する」ということがすべてのような気がします。そのためにはご夫婦でたくさん話し合わなくてはいけないでしょう。また医療従事者とも情報を共有する必要もあるでしょう。当然そうすることによる歪(ゆが)みは現れてしかるべきです。しかし、問題点は修正できるものもあるでしょうし、物事を科学的に捉えることにより、ますます可能になることが増えてきます。

私はこの不妊治療に携わられることを非常に幸せなことだと感じています。世間では子供ができて「当然」、と思われているところで、不妊治療を受けている当事者にとっては「当たり前」でないもどかしさ、辛さは大きなものです。子供を持つ喜びを一人でも多くの方々と共有したいと思っています。

また不妊治療を通じて幸せな家庭を築いていただく手助けをしたいと考えています。今後も少しでも多くのご夫婦に福音がもたらされるように臨床、研究とフルパワーでさらなる挑戦をしていきますので、ご期待ください。

また一人でも多くの人に不妊症を正しく認識してもらい、周りからは、「ストレス」ではなく温かい「サポート」が得られるような日が、早く来ることを願っています。

本書が大切な治療の一部である「情報を得る」ということに寄与できれば幸甚です。

著者略歴

石川智基
いしかわともき

医学博士。2000年神戸大学医学部卒業後、
同大学大学院医学研究科腎泌尿器科学で生殖内分泌研究に従事。
その後米国ニューヨーク、ロックフェラー大学にてさらに男性不妊研究を重ね、
同時にコーネル大学にて最新の男性不妊手術を学ぶ。
06年帰国し、神戸大学病院にて男性不妊治療に精力を傾ける。
08年、神戸大学大学院助教に就任、若きニューリーダーとして国内男性不妊診療・研究を牽引。
09年より再び日本を離れ、豪州メルボルン、モナシュ大学にて
さらに男性不妊診療・研究に従事。
10年5月より拠点を日本に移し、生殖医療に従事している。
執筆学術英語論文は40編を超え、日本のみならず世界をリードする生殖医療専門医。

幻冬舎新書 211

男性不妊症

二〇一一年五月三十日 第一刷発行

著者　石川智基
発行人　見城　徹
編集人　志儀保博
発行所　株式会社 幻冬舎
〒151-0051 東京都渋谷区千駄ヶ谷四-九-七
電話　〇三-五四一一-六二一一(編集)
　　　〇三-五四一一-六二二二(営業)
振替　〇〇一二〇-八-七六七六四三
ブックデザイン　鈴木成一デザイン室
印刷・製本所　中央精版印刷株式会社

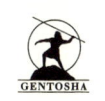

検印廃止
万一、落丁乱丁のある場合は送料小社負担でお取替致します。小社宛にお送り下さい。本書の一部あるいは全部を無断で複写複製することは、法律で認められた場合を除き、著作権の侵害となります。定価はカバーに表示してあります。
©TOMOMOTO ISHIKAWA, GENTOSHA 2011
Printed in Japan　ISBN978-4-344-98212-3 C0295
幻冬舎ホームページアドレス http://www.gentosha.co.jp/
＊この本に関するご意見・ご感想をメールでお寄せいただく場合は、comment@gentosha.co.jp まで。

い-14-1

幻冬舎新書

出世する男はなぜセックスが上手いのか？
アダム徳永

仕事で成功する鉄則は、女を悦ばせる秘訣でもあった！"スローセックス"を啓蒙する著者が、仕事とセックスに通底する勝者の法則を解説。具体的ノウハウを満載し、性技の道を極める一冊。

エリートセックス
加藤鷹

日本のセックスレベルは低下する一方。そこでカリスマAV男優である著者が、女性6000人との経験から導いた快感理論を展開。"自分で考えるセックス"ができない現代人へのメッセージ。

快楽なくして何が人生
団鬼六

快楽の追求こそ人間の本性にかなった生き方である。だが、自分がこれまでに得た快楽は、はたして本物だったのか？ 透析を拒否するSM文豪が破滅的快楽主義を通して人生の価値を問い直す！

男も知っておきたい 骨盤の話
寺門琢己

健康な骨盤は周期的に開閉している。さまざまな体の不調は、「二つの骨盤」の開閉不全から始まっていた。ベストセラー『骨盤教室』の著者が骨盤と肩甲骨を通して体の不思議を読み解いた。

幻冬舎新書

岡田尊司
人はなぜ眠れないのか

不眠で悩む人は多いが、どうすればぐっすり眠れるのか。睡眠学や不眠症臨床の最新知見から、不眠症を克服する具体的方法や実体験に基づく極意まで、豊富なエピソードを交えて伝授。

岩崎純一
私には女性の排卵が見える
共感覚者の不思議な世界

女性の性周期を色や音によって知覚する著者が、幼少期から現在に至るまでに経験した不思議な世界を詳述、その知覚能力は一体何なのか思索する。「共感覚」の持ち主が展開する大胆な考察。

松井孝嘉
首こりは万病のもと
うつ・頭痛・慢性疲労・胃腸不良の原因は首疲労だった！

「原因不明」や「ストレス」と診断される数多の体調不良の原因は、首にある！うつむき姿勢で起こる首のこりが心身をむしばんでいることを指摘し、首を酷使する現代人に警鐘を鳴らす一冊。

高井研
生命はなぜ生まれたのか
地球生物の起源の謎に迫る

40億年前の原始地球の深海で生まれた最初の生命は、いかにして生態系を築き、我々の「共通祖先」となりえたのか。生物学、地質学の両面からその知られざるメカニズムを解き明かす。

幻冬舎新書

折れそうな心の鍛え方
日垣隆

落ち込み度の自己診断法から、すぐ効くガス抜き法、日々の生活でできる心の筋トレ法まで。持ち前のアイディアとユーモア精神でウツを克服した著者が教える、しなやかな心を育てる50のノウハウ。

脳に悪い7つの習慣
林成之

脳は気持ちや生活習慣でその働きがよくも悪くもなる。この事実を知らないばかりに脳力を後退させるのはもったいない。悪い習慣をやめ、頭の働きをよくする方法を、脳のしくみからわかりやすく解説。

脳がめざめる呼吸術
金森秀晃

人は障壁を感じると、呼吸が浅くなり、普段の10％程度の力しか発揮できなくなる。だがたった3分間の訓練で逆腹式呼吸ができるようになれば、脳は限界を超えて潜在能力をフルに発揮する！

人はなぜ怒るのか
藤井雅子

ぞんざいに扱われたり、周囲の評価が自分が思うより低い時などに人は怒る。その感情の裏には失望や寂しさ、不安などの別の感情が潜んでいる。怒りの仕組み、抑え方、適切な表現方法を指南！

幻冬舎新書

佐藤明男
なぜグリーン車にはハゲが多いのか

デキる男は薄毛が多い――。こんな嘘のような法則が医学的根拠に裏付けられている。なぜ人はハゲるのか。どうしたら抜け毛を止められるのか。薄毛治療の第一人者が髪にまつわる謎を解く。

山本ケイイチ
仕事ができる人はなぜ筋トレをするのか

筋肉を鍛えることは今や英語やITにも匹敵するビジネススキルだ。本書では「直感力・集中力が高まる」など筋トレがメンタル面にもたらす効用を紹介。続ける工夫など独自のノウハウも満載。

古田隆彦
日本人はどこまで減るか
人口減少社会のパラダイム・シフト

二〇〇四年の一億二七八〇万人をもって日本の人口はピークを迎え〇五年から減少し続ける。四二年後には一億人を割り、百年後には三分の一に。これは危機なのか? 未来を大胆に予測した文明論。

西野仁雄
イチローの脳を科学する
なぜ彼だけがあれほど打てるのか

現在、世界最高のプロ野球選手であるイチローのプレーを制御する脳は、一体どうなっているのか? 彼の少年時代から現在までの活躍を追いながら人間の脳の機能が自然にわかる、もっともやさしい脳科学の本。

幻冬舎新書

小山薫堂
考えないヒント
アイデアはこうして生まれる

「考えている」かぎり、何も、ひらめかない――スランプ知らず、ストレス知らずで「アイデア」を仕事にしてきたクリエイターが、20年のキャリアをとおして確信した逆転の発想法を大公開。

和田秀樹
バカとは何か

他人にバカ呼ばわりされることを極度に恐れる著者による、バカの治療法。最近、目につく周囲のバカを、精神医学、心理学、認知科学から診断し、処方箋を教示。脳の格差社会化を食い止めろ！

久坂部羊
日本人の死に時
そんなに長生きしたいですか

あなたは何歳まで生きたいですか？ 多くの人にとって長生きは苦しく、人の寿命は不公平だ。どうすれば満足な死を得られるか。数々の老人の死を看取ってきた現役医師による"死に時"の哲学。

みのもんた
義理と人情
僕はなぜ働くのか

仕事は「好き」から「楽しい」で一人前、1円玉を拾え、人の心を打つのは「本気」だけ。ひと月のレギュラー番組三十二本、一日の睡眠時間三時間、「日本一働く男」の仕事とお金の哲学。